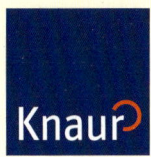

Gabriele Grünebaum

Elternratgeber
Bettnässen

- Hilfe für Kinder und Jugendliche ab 5 Jahren
- Medizinische und genetische Ursachen und verschiedene Therapieansätze

Inhalt

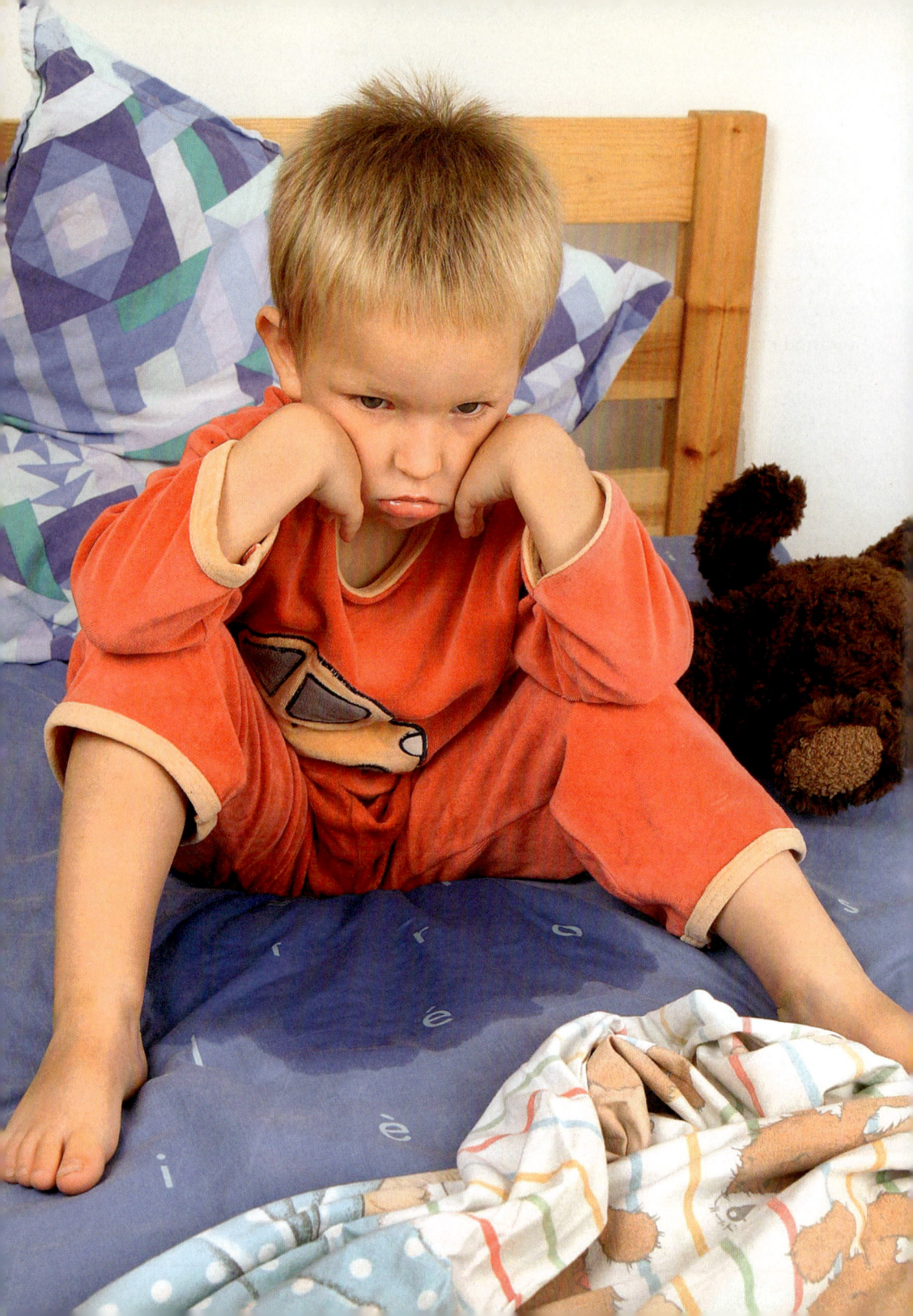

Liebe Leserin, lieber Leser,

jedes Kind soll sich auf den neuen Tag freuen können, doch bei vielen Kindern über fünf Jahren beginnt der Tag mit einem bösen Erwachen. Bett und Pyjama sind morgens klatschnass.

Vor diesem Problem stand auch meine Schwägerin mit ihrem kleinen Sohn Till, der noch kurz vor der Einschulung regelmäßiger Bettnässer war. Mutter und Sohn dachten, es handle sich um ein Problem, das sich irgendwann schon von allein lösen werde – und sie sahen sich mit diesem Problem auf sich allein gestellt. Also fing ich an, mich zu informieren, und versuchte herauszubekommen, was die Ursachen des Bettnässens sind und wie man dem Kind helfen könnte. Bei den meisten Betroffenen stieß ich auf schamhaftes Schweigen.

Genau diese Scham und Hilflosigkeit und der immer noch weitverbreitete Glaube vieler Mütter und Väter, sie seien die einzigen Betroffenen, nehmen den Kindern die Chance zur Heilung. Tatsache aber ist: Bettnässen kommt häufig vor und kann behandelt werden! Statistisch gesehen sind in jeder ersten Schulklasse drei bis vier Kinder, die regelmäßig nachts einnässen.

Zahlreiche Gespräche mit Medizinern und Fachgruppen folgten. Es war gar nicht so einfach, gute Informationen zu diesem den meisten Menschen peinlichen Thema zu finden. Dank der Unterstützung durch die Deutsche Enuresis Akademie ist aus meiner Recherche ein Buch über das Bettnässen geworden.

Dieses Buch will viele Fragen rund ums Bettnässen beantworten, über Ursachen und Zusammenhänge aufklären und das Thema in der Öffentlichkeit enttabuisieren. Eltern haben es zu einem großen Teil selbst in der Hand, ihrem Kind zu helfen, mit dem Bettnässen umzugehen und sein Selbstbewusstsein zu stärken. Das Gespräch mit dem Arzt ist wichtig, um das Bettnässen aktiv anzugehen, das sollten Eltern wissen. Der erste Schritt in Richtung trockenes Bett heißt: Informieren Sie sich! Die betroffenen Kinder werden es Ihnen danken, denn: Trockene Nacht bedeutet guter Tag!

Ihre Gabriele Grünebaum

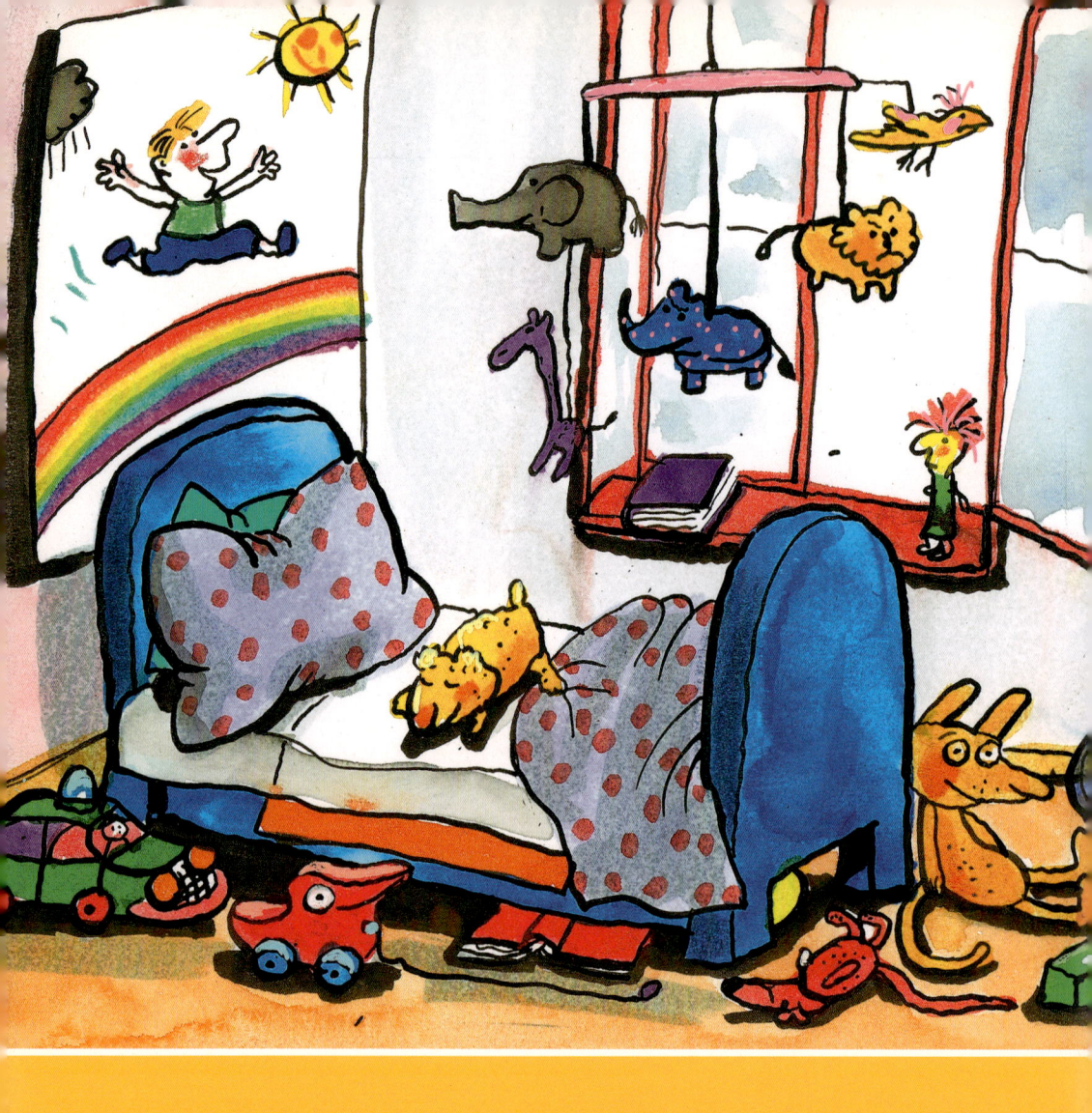

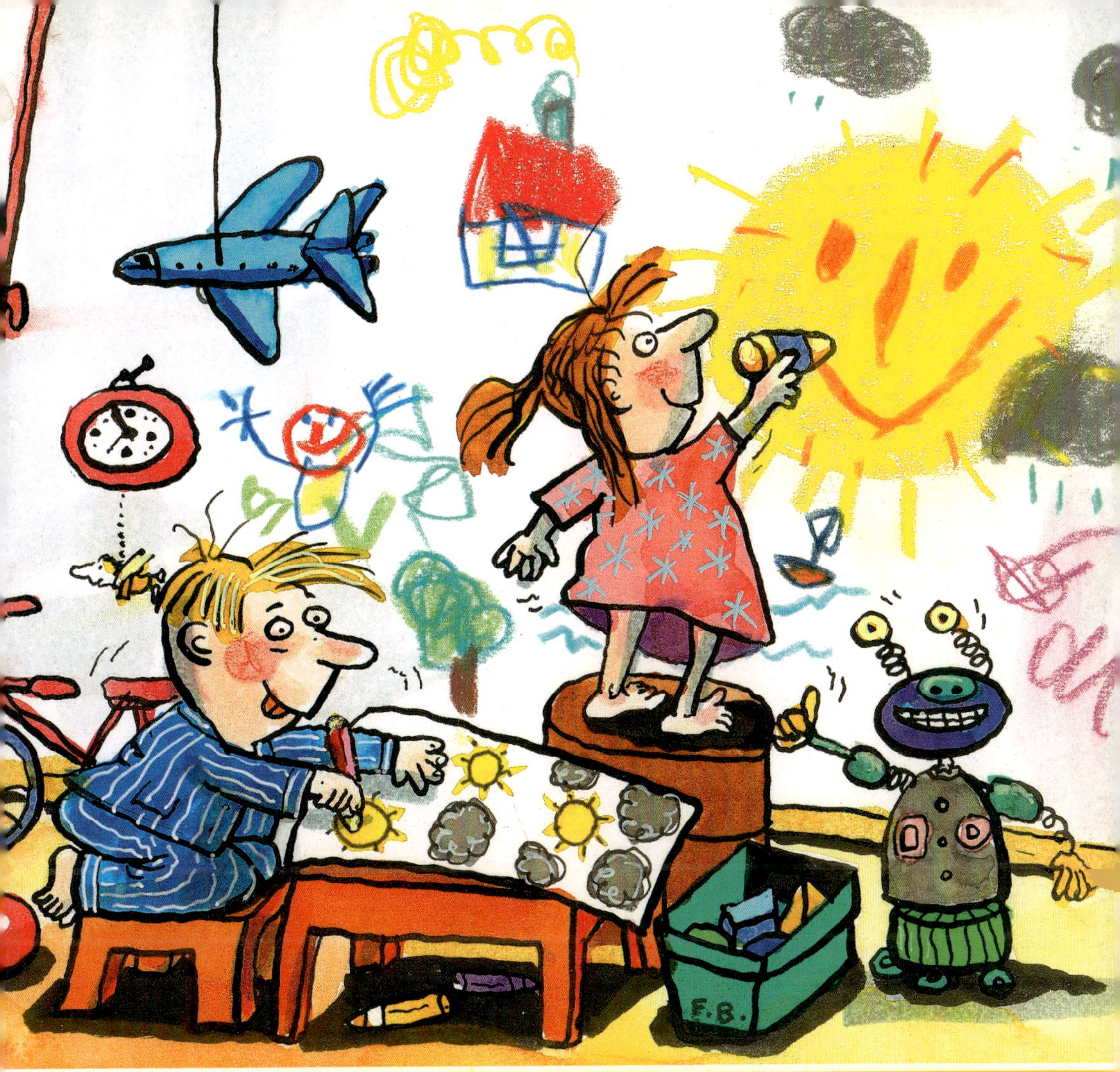

Was bedeutet Bettnässen?

1

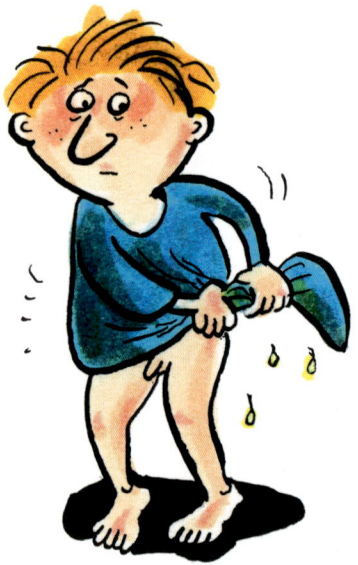

Was heißt eigentlich »Einnässen« genau?

»Enuresis« nennt man das Einnässen im Schlaf nach Vollendung des fünften Lebensjahres, das heißt in einem Alter, in dem der erreichte Reifungsgrad bei neun von zehn Kindern eine willkürliche Blasenkontrolle möglich macht. Organische Beeinträchtigungen wie Diabetes oder Entzündung der Harnwege müssen dabei als Ursachen ausgeschlossen sein.

Die richtigen Bezeichnungen

Was Bettnässen ist, wissen wir, denn alle Menschen werden als Bettnässer geboren. Säuglinge und Kleinkinder haben keinerlei Kontrolle darüber, wann und wie viel sie einnässen. Ganz junge Kinder produzieren Tag und Nacht gleich viel Urin und lassen diesen auch in mehr oder minder kleinen Mengen einfach laufen. Ebenso haben sie noch keine Kontrolle über ihren Stuhlgang.

Im Alter von zwei bis drei Jahren lernen die Kinder normalerweise zunächst, den Stuhlgang zu kontrollieren und die Toilette zu benutzen. Der nächste Schritt ist dann, tagsüber nicht mehr einzunässen. Normalerweise sind Kinder im Alter von drei bis vier Jahren »sauber« und »trocken«. Es gibt aber Kinder, bei denen das nicht so unproblematisch klappt. Sie nässen auch im Alter von vier und fünf Jahren und auch später noch das Bett ein. Tagsüber sind die meisten dieser Kinder trocken, schaffen es aber des Nachts noch nicht, die Blase zu kontrollieren. Diese Kinder nennen wir umgangssprachlich »Bettnässer«.

Wissenschaftlich wird das nächtliche Einnässen oder das Bettnässen »Enuresis« genannt. Dieses Wort kommt aus dem griechischen »en« = in, hinein und »ourein« = nässen.

Die Weltgesundheitsorganisation (WHO) klassifiziert die Enuresis als behandlungsbedürftige Erkrankung im Kindesalter. Diese Einordnung der Enuresis als kindliche Erkrankung ist ein wichtiger Schritt in Richtung Aufklärung und Behandlung und weg von der heute immer noch weitverbreiteten Tabuisierung und Ignoranz. Sie macht deutlich, dass Kinder, die älter sind als fünf Jahre und noch das Bett einnässen, behandelt werden sollten.

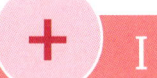

Info

Bettnässen ist eine Erkrankung
Enuresis ist laut Definition der Weltgesundheitsorganisation (WHO) eine behandlungsbedürftige Erkrankung.

Seit einigen Jahren widmen sich verschiedene medizinische Fachrichtungen zunehmend dem Thema Bettnässen. Kinderärzte, Urologen und Psychologen – besonders jene, deren Schwerpunkt die Behandlung von Kindern ist – forschen weltweit zur Enuresis. Hierbei wurden in verschiedenen Ländern unterschiedliche Begriffe verwendet, die teilweise missverständlich gebraucht wurden.

Unter anderem aus diesem Grund hat die ICCS, die International Children's Continence Society (Internationale Gesellschaft für kindliche Kontinenz), Vorschläge für eine einheitliche internationale Begriffsverwendung gemacht:

Info

Bettnässen – die ICCS-Kriterien
Als Enuresis oder Bettnässen bezeichnet man die nächtliche Inkontinenz, also das nächtliche Einnässen während des Schlafs, wenn folgende Kriterien alle erfüllt sind:
- Das Kind ist mindestens fünf Jahre alt.
- Es nässt an mindestens zwei Nächten im Monat ein.
- Organische Grunderkrankungen und
- andere medizinische Ursachen wurden ausgeschlossen.

Falls auch am Tag mal was danebengeht

Bei Kindern, die auch tagsüber einnässen, beobachtet man häufig, dass sie selten zur Toilette gehen und den Urin absichtlich zurückhalten. Dies nennt man »Miktionsaufschub«. »Miktion« ist der medizinische Begriff für Wasserlassen oder Blasenentleerung. Einige Kinder zeigen dabei sogenannte Haltemanöver, das heißt, sie klemmen die Beine zusammen oder hocken sich auf die Fersen, um den Urin zurückzuhalten. Bei einem Miktionsaufschub handelt es sich fast immer um eine psychisch bedingte Störung, die unabhängig vom Bettnässen auftritt und behandelt werden sollte. Es gibt Kinder, bei denen der Harnfluss stotternd und unterbrochen ist. Hier spricht man von einer Dyskoordination, und nicht selten handelt es sich hierbei um ein (falsch) erlerntes Verhalten.

Falls das Kind auch oder nur tagsüber einnässt oder Symptome zeigt wie häufiges Wasserlassen, Haltemanöver, Brennen oder Schmerzen beim Wasserlassen, kann dies möglicherweise an einem Harnwegsinfekt liegen oder an Anomalien des Harntrakts. Nässt das Kind tagsüber ein und sind die oben genannten Symptome zu beobachten, ist ein Arztbesuch auch schon dann dringend angeraten, wenn das Kind jünger als fünf Jahre ist. Man unterscheidet zwei verschiedene Formen der Enuresis:

- primäre Enuresis und
- sekundäre Enuresis.

Primäre Enuresis

Als primäre Enuresis bezeichnet man ein von Geburt an bestehendes Einnässen ohne längere trockene Phase. Meist sind Kinder mit einer primären Enuresis ab dem fünften Lebensjahr tagsüber trocken und nässen »nur« nachts ein. Eine primäre Enuresis ist häufig gekennzeichnet durch eines oder mehrere der folgenden Symptome:

- sehr tiefer Schlaf
- schwere Erweckbarkeit bei normalem Schlafverhalten
- häufiges nächtliches Einnässen (Polyurie)
- häufiges nächtliches Einnässen mit großen Urinmengen
- kein Einnässen während des Tages

- selten psychische Begleitsymptome
- nie zuvor länger als sechs Monate trocken gewesen
- keine organischen Missbildungen
- kein Vorliegen einer Harnwegsinfektion

Bei der primären Enuresis unterscheidet man zwischen

- primärer monosymptomatischer Enuresis (PME) und
- primärer nonmonosymptomatischer Enuresis.

Diese Zusatzbezeichnungen geben darüber Auskunft, ob außer der primären Enuresis weitere krankhafte Symptome im unteren Harntrakt vorliegen. Bei einer monosymptomatischen Enuresis liegen keine zusätzlichen Erkrankungen des unteren Harntrakts vor, während bei der nonmonosymptomatischen Enuresis dort noch weitere Symptome oder Erkrankungen festgestellt wurden.

Sekundäre Enuresis

Als sekundäre Enuresis wird ein neuerliches Einnässen nach einer vorangegangenen mindestens sechsmonatigen trockenen Phase bezeichnet. Nicht selten liegen bei der sekundären Enuresis psychische Ursachen oder eine urologische Erkrankung vor.

Info

Was können wir als Eltern tun, wenn unser Kind Bettnässer ist?
Ganz wichtig: Die Ruhe bewahren! Eltern haben häufig Angst, dass das Kind seelische Probleme oder organische Krankheiten haben könnte. Die Enuresis wird meist nicht durch seelische Probleme hervorgerufen und hat auch nichts mit falscher Erziehung zu tun. Es gibt kaum ein Kind, das sein Bett absichtlich nass macht. Geben Sie Ihrem Kind das Gefühl, dass es an seinem Problem keine Schuld hat. Ist Ihr Kind fünf Jahre alt oder älter, sollten Sie allerdings nicht zögern, zum Arzt zu gehen, ihn um Rat fragen und gegebenenfalls eine Therapie beginnen.

Als psychische Ursachen beim sekundären Einnässen finden sich häufig belastende Lebensereignisse wie der Verlust eines Familienmitglieds, die Scheidung der Eltern oder die Geburt eines Geschwisterkinds.
Aber auch besonderer Stress in der Schule oder ähnliche Ereignisse können Auslöser dafür sein, dass Kinder nach einer längeren trockenen Phase tags und/oder nachts wieder einnässen.

Wie viele Bettnässer gibt es?

Die weitaus meisten Eltern glauben, ihr Kind sei weit und breit das einzige Kind, das nachts noch das Bett einnässt. Da das Problem Bettnässen hochgradig tabuisiert ist, erfahren Eltern häufig auch gar nicht, wie viele Kinder in ihrer Umgebung ebenso betroffen sind.

In Deutschland sind etwa 120 000 bis 160 000 Kinder im Alter von fünf Jahren betroffen und etwa 640 000 Kinder im Alter zwischen fünf und zehn Jahren (zuzüglich einer wahrscheinlich hohen Dunkelziffer).

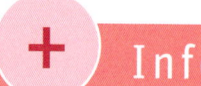

Info

Erstaunliche Zahlen
Was kaum jemand weiß: Bettnässen ist nach Asthma die zweithäufigste Erkrankung im Kindesalter.

Bettnässen in Zahlen

Zahlreiche Studien belegen, dass nachts ein hoher Anteil der Kinder über fünf Jahre einnässt, und zwar etwa

- 15 % der Fünfjährigen,
- 10 % der Siebenjährigen,
- 7 % der Zehnjährigen und immerhin noch
- 1 % bis 2 % der Jugendlichen und Erwachsenen.

Sie sehen: Die primäre Enuresis, das Bettnässen, kommt auch bei Erwachsenen deutlich häufiger vor, als man annimmt. Jedes zehnte Kind, das mit sieben Jahren noch Bettnässer ist, wird dieses Problem auch im Erwachsenenalter noch haben.

Bettnässer im Kindergarten oder in der Schule

Beruhigen Sie Ihr Kind, wenn es glaubt, es steht mit seinem Problem allein da. Denn tatsächlich kommt Bettnässen häufig vor.

Durchschnittliche Zahl von Bettnässern in Kindergarten und Schule	
5. Schuljahr (6,1 % von 30 Kindern)	
4. Schuljahr (7,2 % von 30 Kindern)	
3. Schuljahr (8,5 % von 30 Kindern)	
2. Schuljahr (10,0 % von 30 Kindern)	
1. Schuljahr (11,8 % von 30 Kindern)	
Kindergarten (15,0 % von 25 Kindern)	

Mehr Jungen als Mädchen

Bei der Enuresis gibt es eine deutlich ungleiche Geschlechterverteilung: Etwa doppelt so viele Jungen wie Mädchen sind vom Bettnässen betroffen.

Abwarten hilft nicht allen Kindern

Eines von sieben einnässenden Kindern (ab fünf Jahren) wird jedes Jahr von allein trocken. Die spontane Heilungsrate beträgt also etwa 13 bis 15 Prozent pro Jahr. Das bedeutet, dass etwa 50 Prozent aller Kinder mit Enuresis innerhalb von drei Jahren von allein trocken werden. Es bedeutet aber auch, dass die Hälfte aller siebenjährigen Enuretiker mit zehn Jahren noch einnässen wird.

Ist Bettnässen vererbbar?

Schon seit vielen Jahrhunderten kann man beobachten, dass das Bettnässen in einigen Familien gehäuft vorkommt. Heute ist die genetische Komponente auch wissenschaftlich belegt. War ein Elternteil oder waren beide Eltern Bettnässer, steigt die Wahrscheinlichkeit fürs Kind, auch Bettnässer zu sein, rapide an.

Die genetisch bedingte Wahrscheinlichkeit beträgt

- etwa 45 %, wenn ein Elternteil betroffen war,
- etwa 75 %, wenn Mutter und Vater betroffen waren.
- Fünf von zehn Kindern, die unter primärer Enuresis leiden, haben einen Bruder, eine Schwester oder mindestens einen Elternteil, die unter demselben Problem leiden oder litten.

Laut einer Untersuchung liegt das Risiko, an Enuresis zu erkranken, beim Kind

- siebenmal höher, wenn der Vater über das fünfte Lebensjahr hinaus Enuresis hatte, und
- fünfmal höher, wenn die Mutter betroffen war.

Zwillinge

Auch in der Zwillingsforschung wurde eine hohe Übereinstimmung gerade bei eineiigen Geschwistern gefunden. Mit einer Wahrscheinlichkeit von

- etwa 68 % sind eineiige Zwillinge und von
- etwa 36 % zweieiige Zwillinge

beide vom Bettnässen betroffen.

Neuere Erkenntnisse der Wissenschaft

Die Enuresis-Forschung hat rund um das Thema versucht, zu verstehen, was die Ursachen sind und welche Therapien sinnvoll sind. Hierbei sind interessante Zusammenhänge zutage getreten.

- Während einer Studie waren nur etwa neun Prozent der Enuretiker bei einem Lärm von 120 Dezibel (das entspricht dem Lärm einer Kettensäge oder eines Presslufthammers neben dem Bett) erweckbar, im Vergleich zu 40 Prozent der Nicht-Enuretiker.

- Kinder mit einer ADHS (Aufmerksamkeitsdefizit-/Hyperaktivitätsstörung) leiden häufiger an Enuresis und an Störungen der Darmkontrolle als Kinder ohne ADHS.
- Etwa dreimal so viele Kinder mit ADHS wie Gleichaltrige ohne ADHS nässen das Bett regelmäßig ein.
- Wenn mindestens zwei Verwandte ersten Grades als Kinder eingenässt haben, verzögert sich das Trockenwerden in der Regel um anderthalb Jahre.
- Ein Drittel aller Eltern mit bettnässenden Kindern glauben, dass ihre Kinder aus Gründen wie beispielsweise Faulheit und Bequemlichkeit ins Bett machen.
- Die meisten Eltern schätzen die Wirksamkeit von unterschiedlichen Behandlungsansätzen falsch ein.
- Viele Familien greifen aus Verzweiflung auf Hausmittel zurück, die kaum erfolgversprechend sind.
- Weniger als die Hälfte aller Eltern, deren Kinder Bettnässer sind, geht wegen dieser Erkrankung des Kindes zum Arzt.

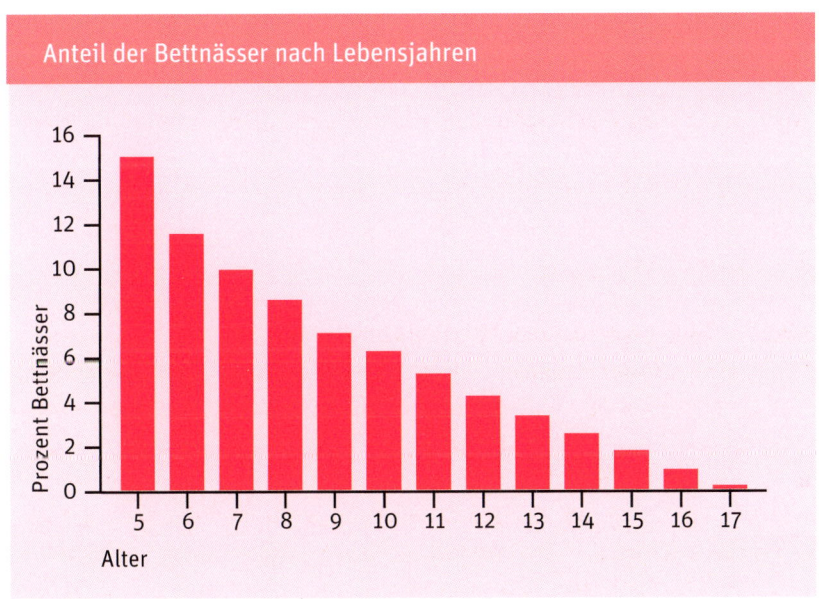

Anteil der Bettnässer nach Lebensjahren

Prozent Bettnässer / Alter

Wie funktionieren Blase und Gehirn?

Um besser verstehen zu können, was die Ursachen für das Bettnässen sind, ist es sinnvoll, zu wissen, wie Blase und Gehirn beim gesunden Kind funktionieren.

Rückgewinnung von Wasser aus dem Darm

Was wir trinken, gelangt über die Speiseröhre in den Magen und dann in den Darm. Im Darm wird die Flüssigkeit durch die Darmschleimhaut vom Blutkreislauf aufgenommen. Das Blut wird vom Herzen durch den ganzen Körper geführt, verteilt frische Nährstoffe und Sauerstoff und nimmt Abfallprodukte des Stoffwechsels mit sich.

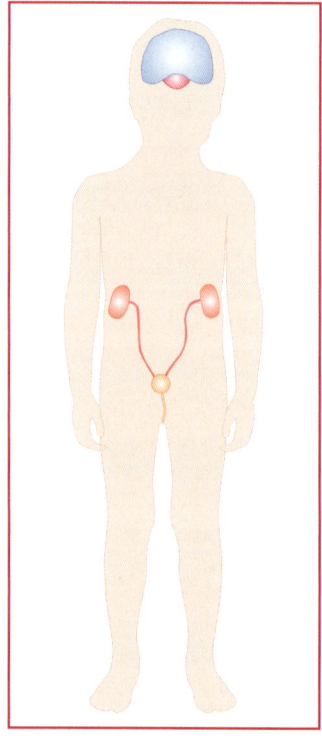

Die Nieren

Jeder Mensch hat zwei Nieren. Die Niere ist ein Entgiftungsorgan und hat in unserem Körper die Funktion eines Klärwerks. Sie ist an der Produktion von Harn beteiligt. Bei seinem Weg durch den Körper fließt unser Blut Hunderte Male pro Tag durch die Nieren. Hier wird es gefiltert, gereinigt und von überflüssigem Wasser befreit. Innerhalb von 24 Stunden haben die Nieren dabei einen Durchfluss von rund 1800 Liter Blut zu bewältigen. Aus dem Wasser und den Abfallstoffen wird Urin. Dieser Urin gelangt von den Nieren durch die Harnleiter (Ureter) in die Blase, wo er gesammelt wird.

In den Nieren wird das Blut gefiltert und gereinigt; ein lebenswichtiger Vorgang.

Die Blase

Die Harnblase dehnt sich ähnlich wie ein Luftballon, wenn sie sich füllt. Bei einem siebenjährigen Kind kann sie im Durchschnitt etwa 240 Milliliter fassen. (Zum Vergleich: Beim Erwachsenen stellt sich ab einer Urinmenge von etwa 350 Millilitern ein Harndrang ein; willkürlich zurückgehalten werden kann mehr als die doppelte Menge.)
In der Blasenwand gibt es Nerven, die mit dem Gehirn kommunizieren.

Botschaft ans Gehirn

Diese Nerven in der Blasenwand registrieren die Dehnung und somit die Füllung der Blase und senden, wenn die Blase voll ist, eine entsprechende Botschaft an das Gehirn. Bei Babys reagiert das Gehirn auf dieses Signal spontan mit einem Befehl an den Schließmuskel der Blase. Dieser entspannt sich, die Muskulatur gibt die Öffnung zur Harnröhre frei und die Blase entleert sich.
Mit zunehmendem Alter und zunehmender Reifung erwirbt das Kind die Fähigkeit, diesem ersten Reflex nicht sofort nachzugeben, sondern die Blase bewusst so lange verschlossen zu halten, bis sich eine passende Gelegenheit zum Wasserlassen bietet.
Ist dieser Reifungsprozess abgeschlossen, das ist etwa im Alter von drei Jahren, funktioniert es sogar im Schlaf. Das Kind geht tagsüber auf die Toilette, wenn es spürt, dass die Blase voll wird, und wacht nachts auf, anstatt schlafend seine Blase zu entleeren.

Sauberkeitstraining

Bei einigen Kindern geschieht das Trocken- und Sauberwerden fast wie von allein. Sie nehmen sich ein Vorbild an den älteren Kindern oder den Erwachsenen und gehen auf die Toilette, sobald sie das Signal richtig verstehen. Andere Kinder brauchen ein richtiges Training, um die Signale zu verstehen und angemessen darauf zu reagieren, und wieder andere Kinder sind auch mit vier, fünf oder sechs Jahren noch nicht so weit, tags und nachts trocken zu bleiben.

Adiuretin

Eine wesentliche Rolle bei der Bildung des Urins spielt das Adiuretin (ADH= antidiuretisches Hormon, früher Vasopressin genannt), ein Hormon, das in der Hirnanhangdrüse gebildet wird. Etwa ab dem dritten Lebensjahr wird Adiuretin im Körper rhythmisch produziert. Je mehr Adiuretin gebildet wird, umso geringer ist die produzierte Urinmenge. Nachts wird mehr Adiuretin gebildet als tagsüber, was zu einem nächtlichen Anstieg des Adiuretins führt, also zu einer reduzierten Produktion von konzentrierterem Urin, so dass wir nachts normalerweise nicht auf die Toilette gehen müssen.

Die Nieren laufen im »Nachtbetrieb«

Für die Urinmenge, die wir nachts produzieren, ist es daher entscheidend, ob die Nieren durch ausreichend Adiuretin rechtzeitig auf »Nachtbetrieb« umschalten. Mit zunehmender Reife und wenn die nächtliche Urinproduktion reduziert ist, erlangt das Kind die Fähigkeit, dem ersten Reflex nicht nachzugeben, sondern nachts die Blase so lange verschlossen zu halten, bis sich eine passende Gelegenheit zum Urinieren bietet.

Alles muss stimmen

Es müssen mehrere Fähigkeiten genügend entwickelt sein, damit ein Kind trocken durch den Tag kommt und nachts trocken durchschlafen kann.

- **Blasenschließmuskel:** Das Kind muss die Kontrolle über den Blasenschließmuskel erlernen.
- **merken und reagieren:** Das Kind muss merken, wann die Blase voll ist, und es muss schnell reagieren und auf die Toilette gehen.
- **schlafen und aufwachen:** Das Kind muss lernen, bei welchen Signalen es aufwachen sollte.
- **Hormone:** Das Kind muss nachts genügend ADH bilden, das in der Nacht die Urinproduktion drosselt.
- **Übung:** Das Kind braucht eine kräftige Muskulatur im Beckenboden, die die Blase stabilisiert, damit es auch größere Mengen Urin halten kann.

Woran liegt es, wenn das Bett nass wird?

Wenn das Bett aber nass ist und das Kind nachts trotz voller Blase nicht aufgewacht ist, kann dies verschiedene Ursachen haben. Es kann – wenn andere Erkrankungen des unteren Harntrakts ausgeschlossen sind – eine Reifeverzögerung vorliegen, die die Leitung zwischen Blase und Gehirn betrifft, oder die rhythmische ADH-Produktion funktioniert (noch) nicht zuverlässig, oder die Blase ist (noch) zu klein. Es kann aber auch an falschen Trinkgewohnheiten des Kindes liegen. In seltenen Fällen können psychosoziale Gründe vorliegen, oder eine Kombination aus den oben genannten Ursachen kann die Ursache für das Bettnässen sein.

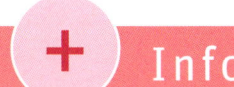

Info

Ein 3500 Jahre altes Bettnässer-Rezept

Im ältesten erhaltenen medizinischen Dokument, dem ägyptischen Papyrus von Eber aus dem Jahr 1552 v. Chr., finden wir Informationen über ein schriftlich niedergelegtes Rezept gegen das Bettnässen:
Man nehme Wacholderbeeren in warmem Bier aufgelöst und gebe dies anschließend dem Patienten zu trinken.

Fallbeispiel 1: Noelle, viereinhalb Jahre

Noelle ist viereinhalb Jahre alt und ein sehr aufgewecktes, schlaues Mädchen. Sie ist ein Einzelkind. Beide Eltern sind Akademiker, und die Mutter hat für das Kind ihren Beruf aufgegeben.

»Was haben wir falsch gemacht?«

Noelle nässt etwa zwei- bis viermal pro Woche ein. Beide Eltern kommen verzweifelt mit dem Kind zum Arzt. Sie fragen, was sie falsch gemacht haben, weil sie sehen, dass alle Freundinnen von Noelle schon lange trocken sind. Sie haben alles versucht, auch Noelle trocken zu bekommen. Sie muss jeden Abend längere Zeit auf dem Töpfchen oder der Toilette sitzen, darf ab dem späten Nachmittag kaum noch etwas trinken und bekommt Belohnungen, wenn sie eine Nacht lang trocken bleibt.

Die Mutter schimpft immer, wenn das Bett morgens nass ist, und beide Eltern finden es ziemlich eklig, wenn Noelle ins Bett einnässt. Die Mutter von Noelle kann den Uringeruch kaum noch ertragen und findet es eine Zumutung, das Bett frisch zu beziehen oder das Kind noch zu wickeln. Noelle gibt sich beim Arzt eher gleichgültig. Sie sagt, sie könne ja nichts dafür und würde sich bemühen, aber es klappt halt nicht. Es sei ihr auch eher egal, ob sie noch ins Bett mache.

Die Untersuchung bleibt ohne Befund

Der Arzt fragt, ob weitere Symptome im Zusammenhang mit den unteren Harnwegen vorliegen, ob Noelle auch tagsüber einnässt (tut sie nicht), ob sie Schmerzen beim Wasserlassen hat (hat sie nicht) oder ob es sonst irgendwelche Auffälligkeiten in diesem Zusammenhang gibt (gibt es nicht). Er untersucht das Kind, ohne eine Ursache für das Bettnässen zu finden. Die Eltern beschreiben, dass Noelle, wenn sie das Bett eingenässt hat, klatschnass ist, und sie berichten, dass Noelle extrem schwer erweckbar ist.

Eine genetische Veranlagung väterlicherseits?

Auf Nachfrage berichtet der Vater, dass auch er selbst bis zum Alter von acht Jahren das Bett eingenässt hat und auch sein Bruder erst sehr spät trocken geworden ist.
Der Arzt erläutert die Möglichkeit der genetischen Disposition des Bettnässens. Er informiert darüber, wie häufig Bettnässen vorkommt und dass es mit ziemlicher Wahrscheinlichkeit keine psychischen Ursachen dafür gibt, dass Noelle einnässt. Auch Erziehungsfehler seien in der Regel nicht die Ursache für eine primäre Enuresis.

Tipps für Eltern und Kind

Er gibt den Eltern Tipps, wie sie besser mit dem Problem fertig werden können – unter anderem, dass sie eine wasserfeste Betteinlage verwenden können, und dass sie Noelle keinesfalls für das Einnässen bestrafen sollten.

Noelle rät er, sie solle ihren Lieblingsteddy bitten, ihr zu helfen. Sie soll den Teddy unters Kopfkissen legen und ihn bitten, sie nachts zu wecken, wenn die Blase voll ist.

Der Arzt informiert darüber, dass mehr als 15 Prozent der betroffenen Kinder in Noelles Alter innerhalb eines Jahres von allein trocken werden. Und er rät dazu, mit größtmöglicher Gelassenheit noch abzuwarten, bis Noelle fünf Jahre alt wird. Aufgrund der genetischen Disposition und der Tatsache, dass Noelle sehr tief schläft und große Mengen einnässt, erläutert er den Eltern die Möglichkeit einer Desmopressintherapie, die ab dem Alter von fünf Jahren sinnvoll sein kann.

Noelle ist kein Einzelfall

Das Gespräch hat den Eltern, die offensichtlich zwischen Schuldgefühlen und Überforderung gelitten haben, deutlich gemacht, dass das Bettnäss-Problem auch viele andere Kinder betrifft, dass weder sie selbst noch Noelle schuld sind. Sie fühlen sich jetzt nicht mehr so allein und sind, weil sie nun wissen, dass es gegebenenfalls eine gute Therapie gibt, auch guter Hoffnung, dass sich das Problem möglicherweise von allein erledigt.

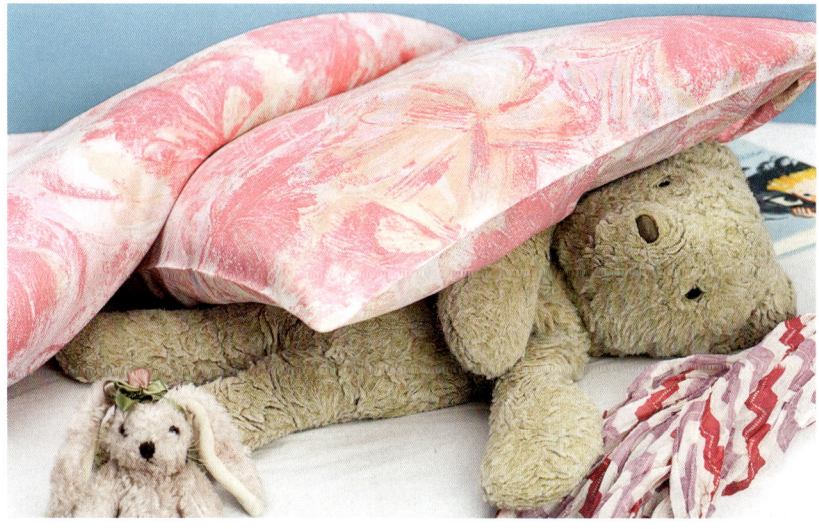

Teddy Karin hilft Noelle dabei, nachts aufzuwachen, wenn die Blase voll ist.

Häufige Fragen zum Bettnässen

Viele Eltern fragen sich, warum ihr Kind nachts einnässt und ob sie möglicherweise in ihrer Erziehung etwas falsch gemacht haben. Bettnässen kommt sehr häufig vor, ein Arztbesuch kann oft helfen.

Wann wird ein Kind normalerweise trocken?

Die meisten Kinder lernen etwa im Alter von zwei bis drei Jahren, ihre Blase zu kontrollieren. Bei manchen Kindern kann die Entwicklung aber auch etwas länger dauern. Bis zum fünften Lebensjahr haben die meisten Kinder die Blasenkontrolle gelernt. Falls es bei Ihrem Kind etwas länger dauern sollte, brauchen Sie sich bis zum Alter von fünf Jahren wegen des Bettnässens noch keine Sorgen zu machen. Häufig löst sich das Problem von selbst.
Ernsthaftere Gedanken sollten Sie sich also erst machen, wenn das Kind ab dem Alter von fünf Jahren noch nachts einnässt. Dann sollte eine ärztliche Abklärung erfolgen.

Was ist der Unterschied zwischen Inkontinenz und Einnässen?

Einnässen, Bettnässen oder Enuresis wird definiert als das Einnässen im Schlaf, und zwar ab dem Alter von fünf Jahren. Als Harninkontinenz hingegen bezeichnet man jede Form von ungewolltem Harnabgang, der nicht durch eine normale Blasenentleerung zustande kommt.

Wann sollten wir mit dem bettnässenden Kind zum Arzt gehen?

Solange ein Kind jünger als fünf Jahre alt ist und nachts das Bett einnässt und es außer dem Bettnässen keine weiteren Symptome gibt, können Sie abwarten, wenn es weder dem Kind noch den Eltern sehr viel ausmacht.
Eine Behandlung des Bettnässens ist nicht vor dem fünften Lebensjahr angebracht; danach ist allerdings ein Arztbesuch anzuraten. Viele der betroffenen Kinder kapseln sich, je älter sie werden, im Laufe der Zeit von ihrer Umgebung ab. Das Bettnässen ist ihnen peinlich, und sie wollen nicht, dass andere davon erfahren. Untersuchungen haben gezeigt, dass Kinder, die unter Bettnässen leiden, eine geringere kognitive Leistungsfähigkeit und ein geringeres Selbstwertgefühl haben als andere Kinder. Daher kann eine frühzeitige Behandlung die Folgen einer

langjährigen Enuresis verhindern. Der Arzt kann Ihnen am besten erklären, ob eine Behandlung nötig oder sinnvoll ist und wie diese aussehen kann.

Warum nässt mein Kind nachts ein?

Bei den allermeisten Kindern über fünf Jahren, die nachts einnässen, handelt es sich um eine primäre Enuresis. Das heißt: Das Kind nässt häufiger als zweimal im Monat nachts ein und war nachts noch nie trocken. Die Ursache für die primäre Enuresis liegt meist an einer Reifeverzögerung, aufgrund derer nachts zu wenig ADH (ein Hormon, das die nächtliche Harnmenge reduziert) gebildet und ausgeschüttet wird. Die Blase kann die übermäßige nächtliche Urinmenge nicht fassen und entleert sich unwillkürlich. In selteneren Fällen gibt es auch andere Gründe für (nächtliches) Einnässen. Daher sollten betroffene Eltern mit einem Arzt sprechen und klären lassen, ob andere Ursachen für das Bettnässen vorliegen, die behandelt werden sollten.

Was bedeutet Enuresis diurna oder Enuresis nocturna?

Der Begriff der »Enuresis diurna« wird hier nicht mehr verwendet. Es handelt sich laut ICCS (International Children's Continence Society) und der Deutschen Enuresis Akademie um einen veralteten Namen, der ersetzt wird durch den Begriff der Tagesinkontinenz.

Wenn ein Kind tags und nachts einnässt, so handelt es sich um eine zweifache Diagnose: Inkontinenz tagsüber und Enuresis (= Bettnässen oder nächtliche Inkontinenz). Enuresis nocturna ist dasselbe wie Enuresis oder Bettnässen, der Zusatz »nocturna« verstärkt den Hinweis darauf, dass es sich um eine nächtliche Enuresis handelt.

Kommt Bettnässen häufig vor?

Ja. Etwa 15 Prozent aller Kindergartenkinder nässen nachts noch regelmäßig das Bett ein. In jeder ersten Schulklasse sitzen rein statistisch noch drei bis vier und in jeder vierten Schulklasse noch zwei bis drei bettnässende Kinder.

Mein Sohn nimmt sich nie genug Zeit für seinen Toilettengang.

Wenn Ihr Kind sich keine Zeit lässt beim Toilettengang, dann sollten Sie einen festen Rhythmus einführen, wann es aufs Klo gehen sollte – etwa alle zwei Stunden im Alter von sechs Jahren. Achten Sie darauf, dass das Kind bequem sitzt – die Oberschenkel sollten parallel zum Boden sein, die Unterschenkel im rechten Winkel hierzu und die Füße bequem aufstehend. Stellen Sie dem Kind gegebenenfalls einen kleinen Hocker hin und bieten was Nettes zu lesen an, Hörkassetten oder ein Geduldsspiel.

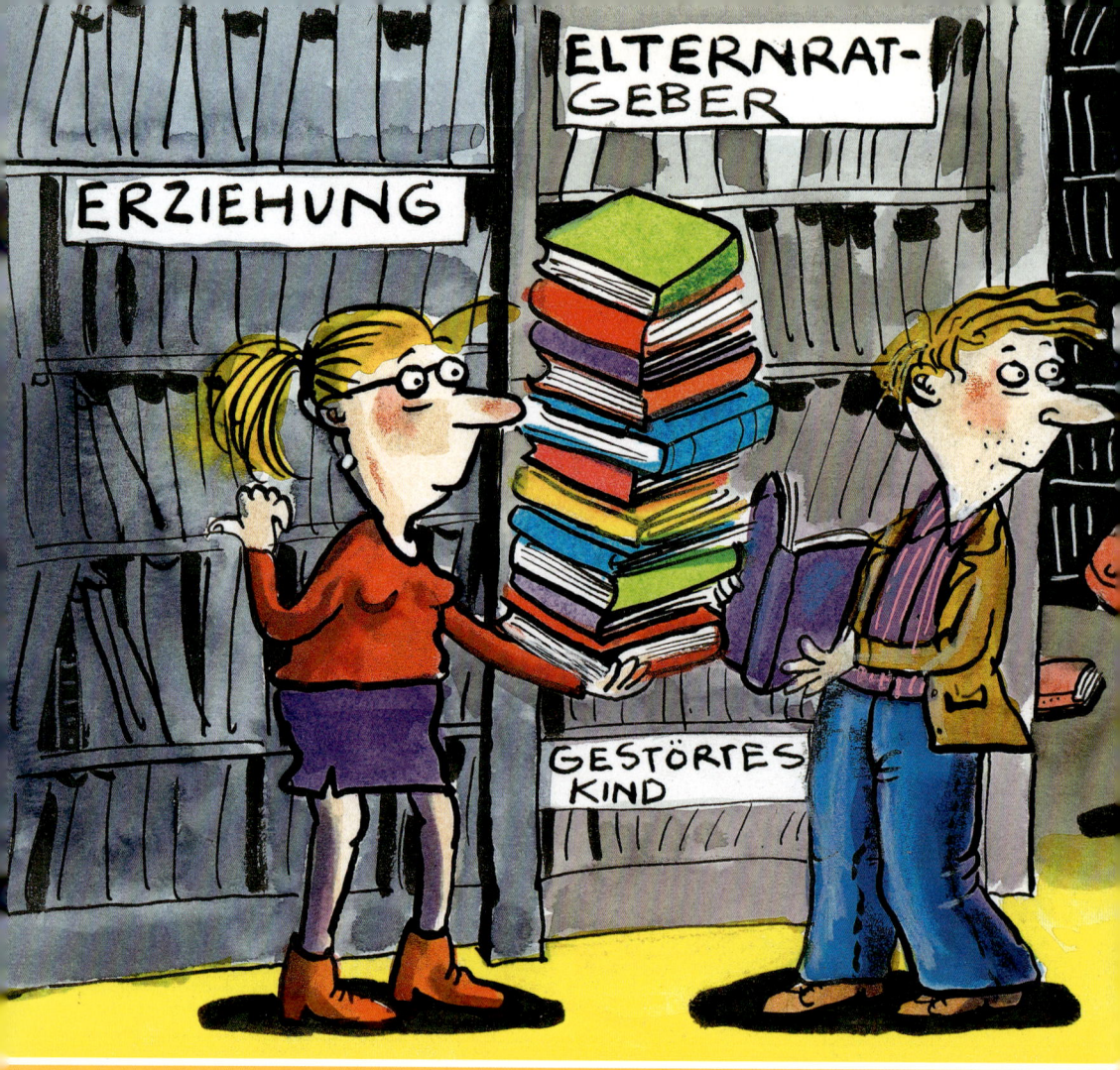

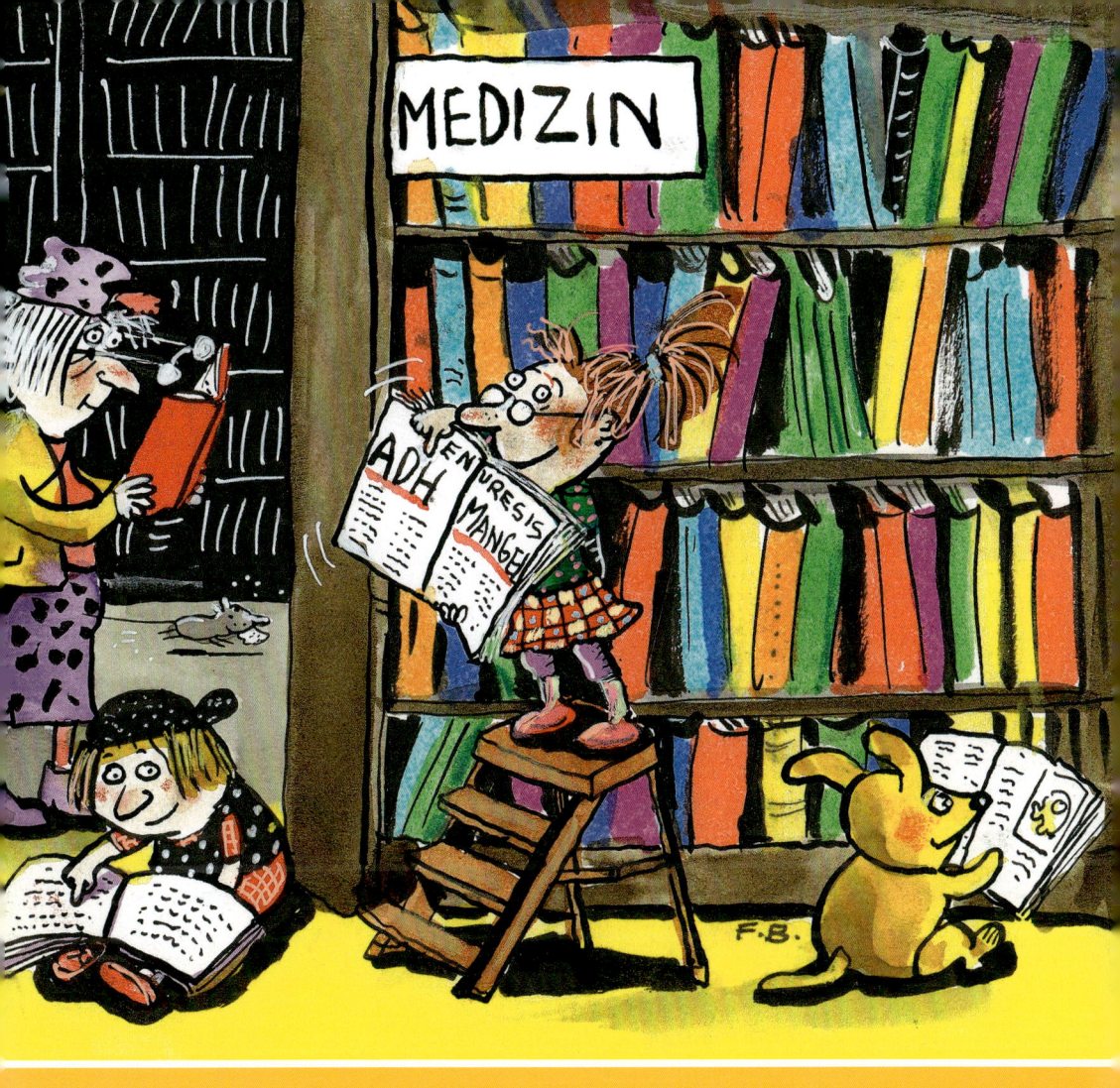

Die Ursachen
des Bettnässens

2

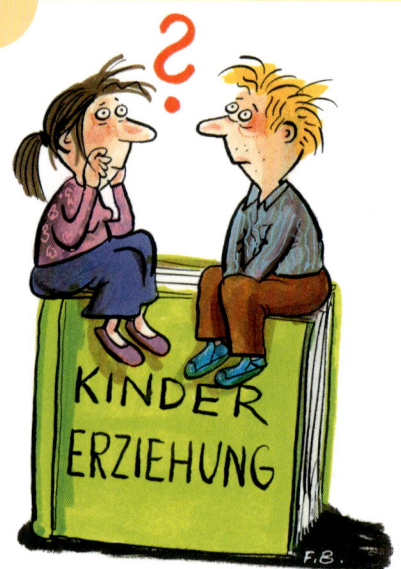

Bettnässen ist kein Erziehungsfehler

Bettnässen wurde früher häufig als Ausdruck einer Verhaltensstörung des Kindes bzw. als Erziehungsfehler der Eltern gedeutet. Zahlreiche Untersuchungen haben gezeigt, dass der Enuresis, der häufigsten Blasenentleerungsstörung bei Kindern, nur in sehr seltenen Fällen urologische Fehlbildungen oder psychische Erkrankungen zugrunde liegen.

Eine genaue Diagnose ist wichtig

Die Ursachen von Blasenentleerungsstörungen, zu denen auch das Bettnässen gehört, können sehr unterschiedlich sein. Da das Bettnässen eine therapierbare Erkrankung ist, ist eine genaue Diagnose für jegliche Therapieempfehlung von ganz besonderer Wichtigkeit. Der Kinderarzt ist der erste Ansprechpartner, wenn sich Ihr Kind noch im Alter von fünf Jahren aufwärts einnässt. Er wird nach der Ursache des Bettnässens suchen und kann Ihnen eine sinnvolle Therapie vorschlagen.

Ursachen für das primäre Bettnässen

Zu den wesentlichen und häufigsten Ursachen für eine primäre Enuresis gehören:

- familiäre Veranlagung
- Reifeverzögerung von Nervenstrukturen, die für die Blasenentleerung wichtig sind
- Mangel eines für den Wasserhaushalt wichtigen Hormons (ADH)
- geringe Blasenkapazität
- falsche Trinkgewohnheiten

Ursachen für das sekundäre Bettnässen

Zu den häufigsten Ursachen der sekundären Enuresis gehören:

- Harnwegsinfekte
- psychosoziale Faktoren wie zum Beispiel familiäre oder schulische Belastungen
- familiäre Veranlagung

Die familiäre Veranlagung beim Bettnässen

Schon in mehr als 200 Jahre alten medizinischen Fachbüchern finden wir die Beobachtung, dass das Bettnässen in einigen Familien gehäuft vorkommt. Zahlreiche weltweit durchgeführte Untersuchungen über das Bettnässen haben zweifelsfrei gezeigt, dass es eine erbliche Komponente gibt, die den Zeitpunkt beeinflusst, wann Kinder trocken werden. In vielen Familien tritt das Bettnässen deutlich häufiger auf als in anderen. Nicht selten sind mehrere Geschwister betroffen oder Verwandte ersten und zweiten Grads. Leidet ihr Kind an Enuresis, so kommt oder kam die Erkrankung häufig auch bei mindestens einem Elternteil, einem Großelternteil, Onkel, Tante, Cousin oder Cousine vor. Da das Thema so schambesetzt und tabuisiert ist, wird auch in den Familien kaum über das Bettnässen gesprochen.

 Info

Wie sieht es in der Verwandtschaft aus?
Wenn Sie selbst betroffen sind oder ein bettnässendes Kind haben, fragen Sie doch mal in der Verwandtschaft herum, ob die Eltern, Schwager oder Schwägerin, die Großeltern, Cousins und Cousinen möglicherweise auch erst spät trocken geworden sind. Auch wenn die Antworten nur zögerlich kommen werden – auf diese Weise lassen sich erste Anhaltspunkte für eine erbliche Veranlagung gewinnen.

Genetisch bedingte Reifestörung

Man geht heute davon aus, dass ein wesentlicher Faktor bei der primären Enuresis eine genetisch bedingte Reifungsstörung des zentralen Nervensystems ist. Bei vielen betroffenen Kindern bilden sich die verschiedenen Kontrollmechanismen, die die Blasenfunktion steuern, langsamer aus als bei anderen Kindern.

Bei der sekundären Enuresis können Umweltfaktoren, zum Beispiel belastende Lebensereignisse wie die Scheidung der Eltern oder die Geburt eines Geschwisterkinds, dazu führen, dass diese Veranlagung später aktiviert wird oder dass es zum Rückfall kommt.

In zahlreichen wissenschaftlichen Studien wurde die familiäre Häufigkeit des Bettnässens untersucht, und hierbei stellte sich heraus, dass nur etwa 15 Prozent der bettnässenden Kinder mit ihrem Leiden allein in der Familie sind.

Die Wahrscheinlichkeit, dass das Kind von Enuresis betroffen ist, liegt bei etwa 45 Prozent, wenn ein Elternteil ebenfalls Bettnässer war.

Wenn beide Elternteile von Enuresis betroffen waren, so steigt die Wahrscheinlichkeit, dass das Kind auch lange einnässt, auf bis zu 77 Prozent.

Auch Zwillinge sind häufig betroffen. Ist ein eineiiger Zwilling Bettnässer, so ist in etwa 70 Prozent der Fälle auch der zweite Zwilling Bettnässer. Bei zweieiigen Zwillingen liegt die Wahrscheinlichkeit, dass auch das zweite Geschwisterkind einnässt, bei etwa 36 Prozent.

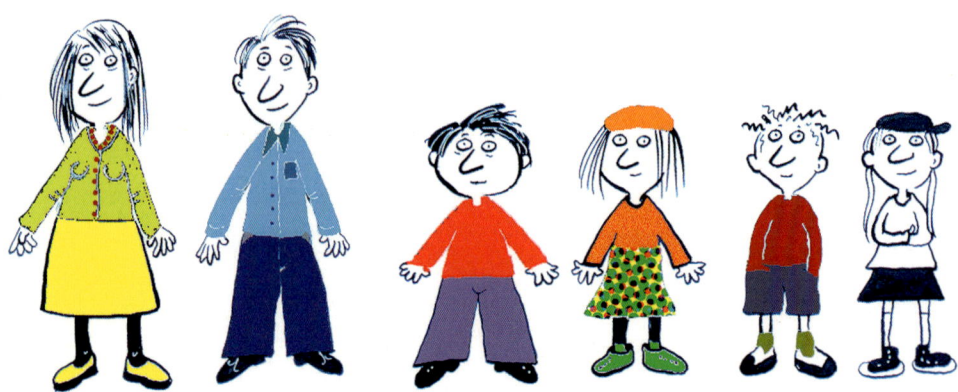

Tiefer Schlaf und schwere Erweckbarkeit

Viele Eltern beobachten, dass ihr bettnässendes Kind scheinbar besonders tief schläft und auch nicht aufwacht, wenn es eingenässt hat. Es wird berichtet, dass die Kinder, auch wenn sie nachts geweckt werden, nicht richtig wach werden und sich morgens meist nicht mehr daran erinnern, wach gewesen zu sein.

Generell scheinen bettnässende Kinder mehr Probleme beim Aufwachen zu haben. Dies mag auch der Grund dafür sein, weshalb der Reiz der gefüllten Blase nicht ausreicht, um das Kind zu wecken.

Aufgrund dieser Beobachtungen wurde in zahlreichen Studien sowohl das Schlafverhalten als auch das Aufwachverhalten von bettnässenden Kindern untersucht.

Neueste Untersuchungen von C. K. Yeung, dem Präsidenten der ICCS (International Children's Continence Society) belegen, dass Kinder, die nachts einnässen, obwohl sie häufig kaum weckbar sind, einen auffällig leichten Schlaf haben. Dr. Alexander von Gontard beschreibt in seinem »Leitfaden Kinder- und Jugendpsychotherapie«, dass sich nur neun Prozent einnässender junger Probanden mit Lautstärken bis 120 Dezibel aus dem Schlaf reißen ließen (im Vergleich zu 40 Prozent der beschwerdefreien Kinder). 120 Dezibel entspricht dem Lärm einer Kettensäge oder eines Presslufthammers neben dem Bett. Viele Eltern kennen dieses Phänomen sehr gut.

Verzögerte Reifung der Nervenbahnen

Zum Thema der erhöhten Aufwachschwelle wird zurzeit weltweit geforscht. Die Aufwachstörung wird als zentrale Regulationsstörung zwischen Wach- und Schlafzentrum des Gehirns angesehen. Sie allein gilt nicht als Krankheit, sondern als Entwicklungsunreife, denn dieses Stadium ist in der normalen Entwicklung der Blasenkontrolle als Durchgangsstadium beim jungen Kind zu beobachten.

Bei Kindern mit einer noch nicht ausgereiften Blasenkontrolle erfolgt die Blasenentleerung ebenso wie bei jüngeren Kindern, nämlich ohne sogenannte Inhibition, das heißt unwillkürlich und unkontrolliert.

29

Untersuchungen im Schlaflabor

Im Schlaflabor ließ sich bei bettnässenden Kindern nachweisen, dass die Kinder trotz zunehmender Blasenfüllung und beginnender Aktivität des Muskels in der Blasenwand (Detrusor-Aktivität) nicht ausreichend wach wurden, um zur Toilette zu gehen. In diesem Zusammenhang wird von einer pathologisch erhöhten Aufwachschwelle oder Aufwachstörung (Arousal-Dysfunktion) gesprochen.
Die Untersuchungen im Schlaflabor haben gezeigt, dass bei etwa zehn Prozent der Bettnässer eine schwere und bei 60 Prozent der Bettnässer eine leichte Aufwachstörung vorliegt.

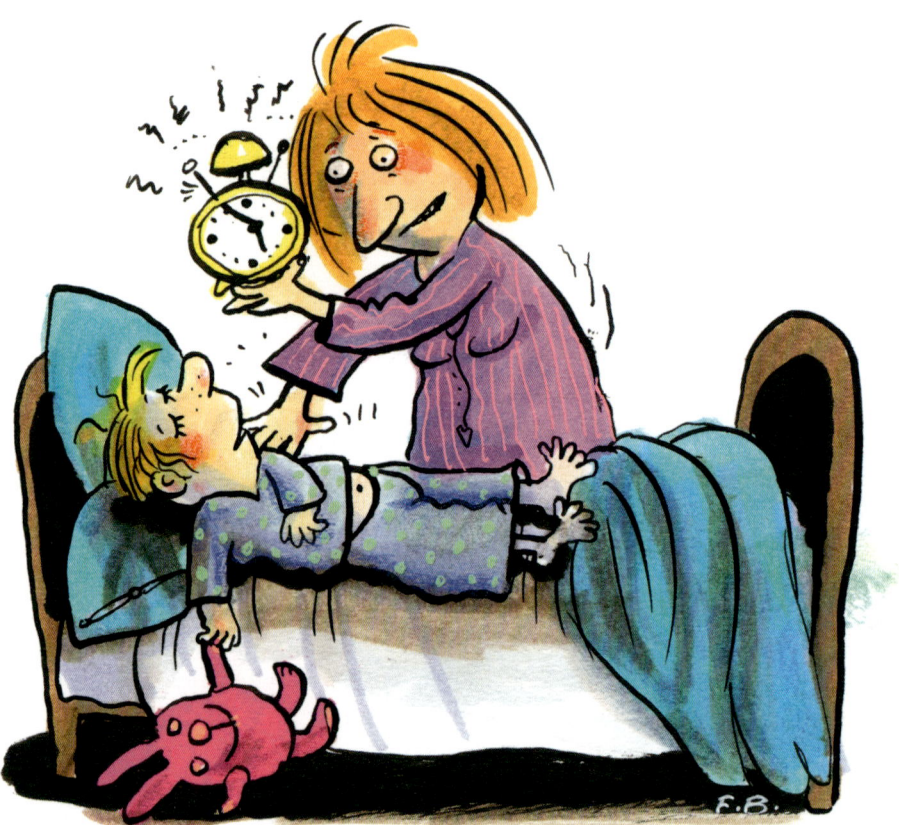

ADHS und Bettnässen

Beobachtet wurde auch, dass bei Kindern mit ADHS, einer Aufmerksamkeitsdefizit-/Hyperaktivitätsstörung, die primäre Enuresis auffallend gehäuft auftritt.

Kinder mit einer ADHS zeigen Symptome wie leichte Ablenkbarkeit, haben eine deutlich geringe Frustrationsgrenze, zeigen ein leicht aufbrausendes Wesen mit der Neigung zum Handeln, ohne nachzudenken, häufig auch in Kombination mit Hyperaktivität.

Bei diesen Kindern ist meist die Reizverarbeitung im Gehirn gestört, so dass nicht alle ankommenden Reize – dazu gehören auch die Reize der Blase – angemessen verarbeitet werden können. Auch ist eine korrekte Wahrnehmung und Reaktion auf körperliche Vorgänge wie die Blasen- und Darmkontrolle oftmals gestört.

An der Irvine-Hochschule für Medizin in Kalifornien ergab eine Studie, dass bei ADHS-Kindern dreimal so viele Kinder Bettnässer waren wie in einer Kontrollgruppe. Gerade ältere bettnässende Kinder sind besonders häufig auch von ADHS betroffen.

ADH-Mangel

Das antidiuretische Hormon (ADH), Adiuretin oder Antiwasserlasshormon und früher auch Vasopressin genannt, spielt bei der primären Enuresis eine wichtige Rolle, weil es daran beteiligt ist, den Wasserhaushalt im Körper zu steuern. Dieses Hormon ist für die Konzentrierung des Urins in den Nieren mitverantwortlich (siehe Seite 18).

Zirkadianer Rhythmus

Bei gesunden Erwachsenen wird dieses Hormon von der Hirnanhangsdrüse in einem tageszeitlich abhängigen Rhythmus (zirkadianer Rhythmus) abgegeben. Nachts wird mehr ADH ausgeschüttet. Das hat zur Folge, dass der Körper weniger Urin produziert. Wegen dieses zirkadianen Rhythmus produzieren wir nachts daher normalerweise etwa halb so viel Urin wie am Tag.

Bei Neugeborenen und Babys funktioniert dieser Rhythmus noch nicht. Bei ihnen wird tags und nachts etwa gleich viel Urin produziert und ausgeschieden. Etwa ab dem Alter von zwei bis drei Jahren spielt sich beim gesunden Kind die ADH-Produktion im Körper auf einen Tag-Nacht-Rhythmus ein. So wird gewährleistet, dass nachts weniger Urin gebildet und die Blase nicht zu voll wird, damit wir während der Nacht nicht auf die Toilette müssen.

Bei vielen Bettnässern, besonders bei jenen, die nachts sehr viel Urin produzieren, kann man davon ausgehen, dass die rhythmische ADH-Produktion gestört ist. Aufgrund der deutlichen Symptome darf man davon ausgehen, dass bei etwa sieben von zehn bettnässenden Kindern nachts nicht genügend ADH von der Hirnanhangsdrüse ausgeschüttet wird. Die Bildung von Urin läuft wie am Tag weiter.

Wegen der unverminderten Urinproduktion kommt es dann des Nachts zum »Überlaufen« der Blase.

Desmopressin als Ersatz für das antidiuretische Hormon

Aufgrund dieser Erkenntnisse suchten die Mediziner nach einem synthetischen, die Urinproduktion hemmenden Stoff, mit dessen Hilfe die Störung aufgefangen werden kann. Mit Desmopressin (oder genauer Desmopressinacetat) ist ein Wirkstoff gefunden worden, der bei bettnässenden Kindern mit einem ADH-Mangel erfolgreich eingesetzt wird.

Kindern, bei denen ein nächtlicher ADH-Mangel ursächlich am Bettnässen beteiligt ist, hilft der Wirkstoff Desmopressin sehr erfolgreich, trocken zu werden.

ADH-Mangel tritt nicht immer isoliert auf

Häufig ist zu beobachten, dass bei einem ADH-Mangel auch das Zusammenspiel zwischen der Blasenkontrolle und der Schlaftiefe unterentwickelt ist. Kinder, die nachts besonders große Mengen einnässen, schlafen häufig auch sehr tief und sind nur schwer weckbar. Umgekehrt kann der besonders tiefe Schlaf ein Hinweis auf einen nächtlichen ADH-Mangel und somit auf eine Ursache des Bettnässens sein.

Geringe Blasenkapazität

Viele Eltern glauben, dass eine kleine Blase die Ursache für das Bettnässen ihrer Kinder ist. Eine kleine Blase beziehungsweise eine geringe Blasenkapazität ist aber eher die Ursache für eine Tagesinkontinenz, also dafür, dass ein Kind (auch) tagsüber einnässt.

Eine geringe Blasenkapazität kann zwar auch bei Kindern vorkommen, die nur nachts einnässen, ist dann aber oftmals nicht der einzige Grund für das Bettnässen. Eine geringe Blasenkapazität geht häufig einher mit einer überaktiven Blase.

Sowohl eine geringe Blasenkapazität als auch eine überaktive Blase kann der Arzt mittels Anamnese, Sonographie des oberen Harntrakts und der Blase, Blasentagebuch sowie gegebenenfalls mit Hilfe weiterer Untersuchungen feststellen.

Die geringe Blasenkapazität erschließt sich dem Arzt schon häufig aus dem Blasentagebuch, das die Eltern und das Kind einige Tage lang führen sollen und in dem unter anderem sämtliche Informationen rund um das Einnässen und die Toilettengänge notiert sind (siehe Seiten 69/70).

Geringe Blasenkapazität und Blasentraining

Sehr häufig wird bei der Diagnose »geringe Blasenkapazität« ein Blasentraining empfohlen. Ziel eines Blasentrainings ist eine Verbesserung der funktionellen Blasenkapazität und der Wahrnehmung des Harndrangs. Bestandteil einer entsprechenden Verhaltenstherapie sind Information, Motivation, Schulung, Blasentagebuch, kindgerechte Toilette, Hygiene und Verbesserung der Trinkgewohnheiten.

Sobald das Kind auf die Toilette will, wird von ihm ein Aufschub von wenigen Minuten verlangt, wobei die Zeitspanne schrittweise ausgedehnt wird. Bei dem sogenannten Unterbrechertraining soll eine schon begonnene Miktion unterbrochen werden.

In einer Untersuchung belgischer Ärzte wurde jedes fünfte Kind mit der Diagnose »geringe Blasenkapazität« allein mit Hilfe dieser Methode trocken. Die anderen Kinder, bei denen ein vierwöchiges Blasentraining keine Besserung gebracht hatte, erhielten in dieser Studie zusätzlich zum

Training noch Wirkstoffe, sogenannte Anticholinergika, was die Symptomatik verbesserte. Anticholinergika sind Wirkstoffe zur Vergrößerung der Blasenkapazität und zur Dämpfung der Blasenaktivität (siehe Seite 91).

Falsche Trinkgewohnheiten

Auch falsches Trinkverhalten kann die Ursache für das Bettnässen sein. Wenn das Kind morgens kaum oder gar nichts trinkt, auch am Vormittag und mittags kaum Flüssigkeit zu sich nimmt und erst am Nachmittag und Abend seinen Bedarf deckt, fehlt der Blase tagsüber ein wichtiger Reiz. So kann sich die altersentsprechende Vergrößerung der Blasenkapazität verzögern. Denn wenn zu wenig getrunken wird, fehlt der Blase der Reiz zu wachsen. Denken Sie daran, dass das Kind bis zum Nachmittag die Hauptmenge seines Flüssigkeitsbedarfs gedeckt haben sollte.

Cola-Getränke und Koffein vermeiden!

Es ist sinnvoll, spätestens ab dem Nachmittag möglichst keine oder nur wenig gezuckerte Getränke, kein Cola, keinen Tee oder Kaffee zu trinken. Koffeinhaltige Getränke regen die Urinproduktion an und sollten daher gegen Abend gar nicht mehr genossen werden.

Info

Richtig trinken!

Häufiger als man glauben mag, spielen falsche Trinkgewohnheiten eine Rolle bei der Enuresis. Einige Kinder trinken kaum etwas oder gar nichts zum Frühstück und nur sehr wenig im Laufe des Vormittags und nehmen die Hauptmenge ihrer Flüssigkeit erst am späten Nachmittag und Abend ein. Bis zum Nachmittag sollte das Kind aber etwa 75 Prozent seines Tagesbedarfs an Flüssigkeit zu sich genommen haben!

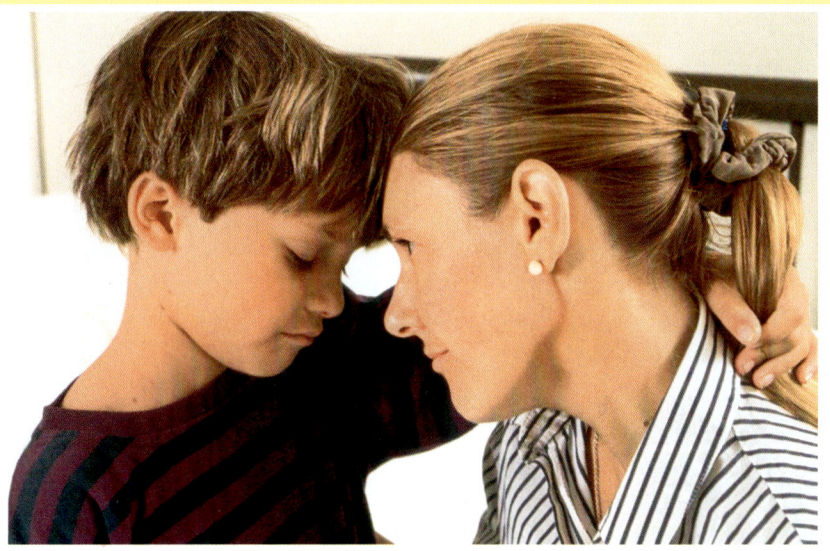

Probleme in der Eltern-Kind-Beziehung sind nur selten die Ursache des Bettnässens.

Trinkgewohnheiten ändern

Beobachten Sie Ihr Kind aufmerksam, und ändern Sie, falls notwendig, gemeinsam die Trinkgewohnheiten des Kindes. Es gibt viele leckere Getränke, die Sie zum Frühstück und zwischendurch anbieten können, und die wenig oder keinen Zucker enthalten.
Verdünnte Fruchtsäfte oder Kräutertees mögen die meisten Kinder gerne, und sie sind nicht nur im Hinblick auf eine Enuresis viel gesünder als Limonaden und Cola-Getränke.
Ein sechsjähriges Kind sollte etwa bis mittags mindestens einen halben Liter trinken.

Psychosoziale Probleme

Psychische Ursachen spielen bei einer primären Enuresis fast ausschließlich eine Rolle als mögliche Folge einer unbehandelten Enuresis, nur ganz selten als deren Ursache. Obwohl das Bettnässen sehr häufig mit einem Erziehungsfehler der Eltern assoziiert wird oder mit anderen psychischen Problemen in der Familie, weiß man mittlerweile, dass Erziehungsfehler, eine gestörte Vater- oder Mutter-Kind-Beziehung oder Geschwisterrivalität nur sehr selten die Ursache des Bettnässens sind.

Seelische Probleme als Folge einer Enuresis

Die Statistik zeigt, dass sich die meisten bettnässenden Kinder normal verhalten. Und falls Verhaltensauffälligkeiten auftreten, so geht man davon aus, dass diese sich wahrscheinlich eher als Folge einer Enuresis entwickelt haben und nicht das Bettnässen die Ursache ist.

Untersuchungen haben gezeigt, dass sich Kinder, die längere Zeit an Bettnässen leiden, häufig traurig, unglücklich und als Versager fühlen und ein deutlich geringeres Selbstwertgefühl haben als andere Kinder gleichen Alters. Die Palette möglicher Folgen kann bis hin zu schweren Entwicklungsdefiziten und sogar Persönlichkeitsstörungen reichen. Sie sind zwar selten, tauchen aber umso häufiger und heftiger auf, je länger sich ein Kind mit dem Problem Bettnässen herumschlägt und je älter es ist.

Emotionale Belastung der Eltern und Familie

Die emotionale Belastung durch das Bettnässen betrifft die ganze Familie. Nicht nur schämt sich das Kind häufig für das nächtliche Einnässen, auch die Eltern schämen sich für ihr bettnässendes Kind. Und nicht selten empfinden Familienmitglieder sogar Ekel und Wut dem Kind gegenüber, oder aber die Eltern werden ihrerseits von Schuldgefühlen geplagt, weil sie entweder glauben, dass sie an dem Phänomen Bettnässen schuld sind, oder aber, weil sie nicht in der Lage sind, dem Kind zu helfen.

Dieses Gefühlschaos der Eltern als Folge einer Enuresis bleibt nicht ohne Folgen im Beziehungsgeflecht einer Familie.

In Untersuchungen zeigte sich, dass, sofern die oben beschriebenen seelischen Belastungen eines Kindes sich nicht im Sinne einer Depression verfestigt haben, sie sich nach einer erfolgreichen Enuresis-Behandlung zurückbilden können. Deshalb ist es dringend angeraten, das Kind möglichst früh von diesem Problem zu entlasten und das Bettnässen zu behandeln.

Psychische Ursachen eher bei der sekundären Enuresis

Eine behandlungsbedürftige psychische Erkrankung oder psychische Störung im Zusammenhang mit einer Enuresis tritt häufiger bei der sekundären Enuresis auf, also wenn ein Kind schon einmal über einen längeren Zeitraum hinweg trocken gewesen ist. Das Risiko für eine sekundäre Enuresis steigt deutlich an, wenn sich belastende Ereignisse wie zum Beispiel Trennung der Eltern, Verlust eines nahen Angehörigen oder auch die Ankündigung eines Geschwisterkinds häufen.

In einem solchen Fall kann der Arzt, wenn dies angeraten ist, eine entsprechende psychologische Therapie empfehlen.

Info

Tipps von 1913

»Spricht man außerdem liebreich zu, ist man bemüht, auf das Ehrgefühl einzuwirken, so erreicht man mit Geduld und Festigkeit viel mehr, als mit Strenge und Zorn.«
(aus: »Die Frau als Hausärztin« von Dr. med. Anna Fischer-Dückelmann)

Fallbeispiel 2: Klaus, acht Jahre

Der achtjährige Klaus kommt mit seinen Eltern in die Arztpraxis. Seine Mutter bringt ein Blasentagebuch mit, welches sie über die letzten drei Tage geführt hat.

Klaus war tagsüber schon mit zweieinhalb Jahren, aber nachts noch nie trocken gewesen. Er nässt etwa drei- bis fünfmal pro Woche ein. Die Eltern haben schon eine ganze Reihe verschiedener Behandlungen versucht – alle ohne nachhaltigen zufriedenstellenden Erfolg.

Klaus hat eine Zeit lang ab 16 Uhr nichts mehr zu trinken bekommen. Das hatte außer viel Stress in der Familie aber gar nichts gebracht. Das Bettnässen blieb hiervon unbeeinflusst.

Versuch mit einer »Klingelhose«

Dann haben Klaus' Eltern ihn nachts mehrfach aufgeweckt, um mit ihm zur Toilette zu gehen. Auch das hatte keinen nachhaltigen Erfolg.

Der letzte Versuch, trocken zu werden, wurde mit einer Klingelhose unternommen. Klaus hat für sechs Wochen eine Klingelhose benutzt. Die ersten drei Wochen ist er von dem Klingelgeräusch gar nicht wach geworden, wohingegen beide Eltern mehrfach durch das Klingelgeräusch aus dem Schlaf geschreckt sind. Die Mutter hat Klaus dann immer aufge-weckt und ist mit ihm zur Toilette gegangen. Manchmal gab es bis zu drei Alarme pro Nacht.

Weniger nasse Nächte

Nach drei Wochen hat Klaus allerdings den Alarm das erste Mal selbst gehört und ist sogar hin und wieder rechtzeitig von allein wach gewor-den. Seither benutzt er die Matratze ein wenig lieber, weil sie ihm deutlich weniger nasse Nächte beschert.

Aber Klaus ärgert sich sehr, dass er nie zuverlässig voraussehen kann, ob er wach wird oder nicht und ob er am nächsten Morgen im trockenen Bett aufwachen wird.

Klaus berichtet, dass er, wenn er einnässt, in einem klatschnassen Bett auf-wacht. Für Klaus ist das Thema überaus peinlich. Er möchte am liebsten gar nicht darüber reden.

Etwas später erzählt er dann, dass in drei Monaten eine Klassenfahrt an-steht, zu der er keinesfalls mitfahren möchte, weil er sich schämt, dass seine Bettnässerei herauskommen könnte.

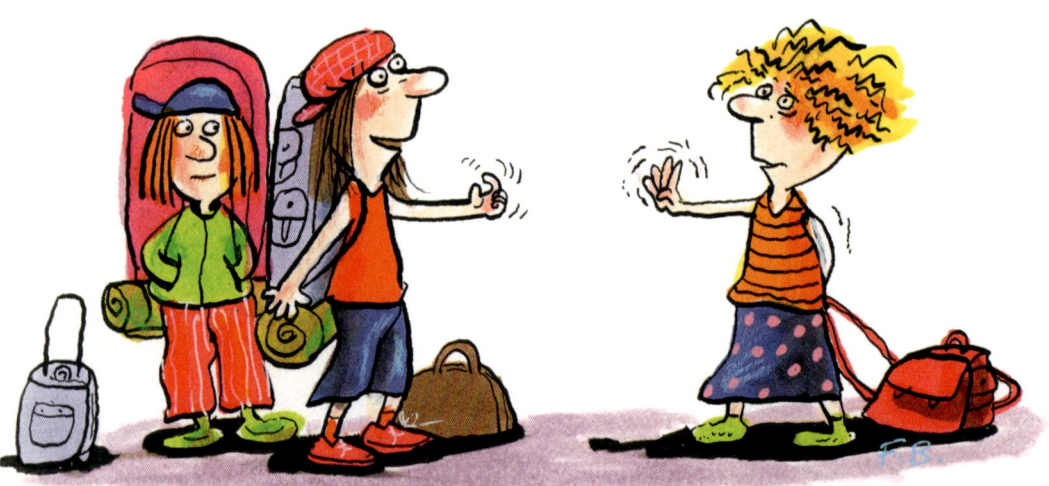

Alarmtherapie mit Desmopressin kombiniert

Nach einer umfassenden Untersuchung und einem längeren Gespräch
mit Klaus und seinen Eltern schlägt der Kinderarzt vor, die Alarmtherapie mit dem Wirkstoff Desmopressin zu unterstützen, erklärt sehr ausführlich, wie der Wirkstoff eingenommen wird, und weist auf die möglichen Nebenwirkungen hin.

Sie verabreden einen nächsten Besuch 14 Tage später.

Als Klaus und seine Eltern nach zwei Wochen wieder in der Praxis sind,
berichten sie, dass das Alarmgerät nur noch ein einziges Mal geklingelt
hat und dass Klaus selbst wach geworden ist und rechtzeitig auf die Toilette gehen konnte.

Man vereinbart, diese Therapie weiter fortzusetzen und sich in vier
Wochen erneut zu sehen.

Beim dritten Besuch ist Klaus sehr fröhlich und gar nicht mehr peinlich
berührt, wenn das Thema Bettnässen angesprochen wird. Der Alarm hat
in den letzten vier Wochen nur noch zweimal geklingelt. Dann ist er auf
die Toilette gegangen, sonst konnte er immer trocken durchschlafen.

Nun wird besprochen, wie die Desmopressin-Therapie langsam beendet
werden kann. Da es häufiger zu Rückfällen kommen kann, wenn man
Desmopressin von dem einen auf den anderen Tag absetzt, und die The-
rapieerfolge deutlich besser sind, wenn der Wirkstoff langsam abgesetzt
wird, erklärt der Arzt sehr genau, nach welchem Schema der Wirkstoff
optimalerweise langsam abgesetzt wird. Er bittet die Eltern, sich, falls es
nicht zu einem Rückfall kommt, in sechs Wochen erneut zu melden.

Nach einigen Wochen erhält der Arzt zu seiner Überraschung eine Post-
karte von Klaus, die er von seiner Klassenfahrt geschrieben hat.

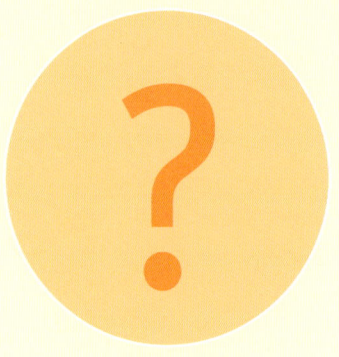

Häufige Fragen zu den Ursachen

Ungeduld und manchmal auch Zorn sind verständliche Reaktionen der Eltern, aber ein bettnässendes Kind braucht keine Strafe, sondern Hilfe. Verständnis ist wichtig für den Behandlungserfolg.

Wenn meine Tochter außer Haus übernachtet, ist sie trocken. Sie nässt nur zu Hause ein. Tut sie das extra?

Es gibt Kinder, die zu Hause Bettnässer sind. Wenn sie aber bei den Großeltern oder auch bei Freunden übernachten, bleiben sie überraschenderweise die Nacht über trocken. Das scheint verwunderlich zu sein, aber es liegt normalerweise nicht daran, dass sie etwa zu Hause absichtlich einnässen, sondern es könnte damit zusammenhängen, dass sie, wenn sie nicht im eigenen Bett und in der gewohnten Umgebung übernachten, möglicherweise nicht so gut und so tief schlafen wie zu Hause. In einem fremden Bett wachen sie häufiger auf und können so eher und leichter auf die Toilette gehen.

Hat Bettnässen etwas mit der Schlaftiefe zu tun?

Eltern beobachten immer wieder, dass ihre bettnässenden Kinder offenbar einen ganz besonders tiefen Schlaf haben bzw. schwer zu wecken sind.

Die Schlafforschung beschäftigt sich bereits seit längerem mit diesem Phänomen und hat im Laufe zahlreicher Studien einige interessante Regelmäßigkeiten aufgedeckt:

- *Bettnässende Kinder sind eher schwer aufzuwecken (Aufwachstörung).*
- *Das Einnässen ist unabhängig von Traumphasen.*
- *Bettnässen tritt in allen Schlafphasen auf.*
- *Meist liegt der Einnässzeitpunkt in den Abendstunden.*

Besteht die Möglichkeit, dass das Bettnässen nicht aufhört?

Jedes Jahr werden rund 15 Prozent der Kinder ab dem fünften Lebensjahr ganz ohne medizinische Hilfe trocken. Die Wahrscheinlichkeit, dass das Einnässen von alleine aufhört, besteht und ist recht hoch. Es kann aber auch länger dauern, und der Zeitpunkt des Trockenseins ist nicht vorhersehbar. Immerhin sind noch etwa ein bis zwei Prozent der Jugendlichen und Erwachsenen betroffen. Je früher eine Behandlung gegen die primäre Enuresis erfolgt, desto besser sind die Chancen für einen schnellen und nachhaltigen Therapieerfolg.

Sollen wir den Bettnässer bestrafen?

Nein. Keinesfalls sollten Sie das Kind bestrafen, wenn es das Bett eingenässt hat. Es gibt kaum ein Kind, das extra einnässt. Den meisten Kindern ist das Einnässen eher lästig und peinlich. Kinder, die einnässen, müssen motiviert und ermutigt werden, aktiv an der Behandlung teilzunehmen. Eine Strafe verschlechtert meist den Druck und die psychische Problematik zusätzlich.

Soll unser Kind ab nachmittags nichts mehr trinken?

Es gibt eine Reihe von Kindern, deren Trinkgewohnheiten für das nächtliche Trockenwerden ungünstig sind. Achten Sie darauf, dass Ihr bettnässendes Kind den Hauptanteil der Flüssigkeit vor 17 Uhr zu sich nimmt. Vermeiden Sie Tee, Kaffee, Kakao und Cola-haltige Getränke kurz vor dem Zubettgehen. Wichtig: Sollte Ihr Kind mit Desmopressin therapiert werden, sollte es nach dem Zubettgehen nichts mehr trinken.

Meine Tochter schämt sich, beim Arzt über das Bettnässen zu sprechen. Was soll ich tun?

Machen Sie Ihrem Kind deutlich, dass es sich für das Bettnässen nicht schämen muss und dass es viele Kinder gibt, die dieses Problem haben. Es macht durchaus Sinn, mit dem Kinderarzt über das Thema zu sprechen, denn er kann gegebenenfalls sogar helfen, dass Ihr Kind nachts trocken wird. Bei der U 9, der neunten Kinder-Vorsorgeuntersuchung, die vor der Einschulung stattfinden soll, wird unter anderem auch nach dem Bettnässen gefragt und dann auf die Problematik eingegangen. Sinnvoll ist es, sich für die U 9 frühzeitig einen Termin geben zu lassen und das Problem mit dem Bettnässen ausführlich anzusprechen.

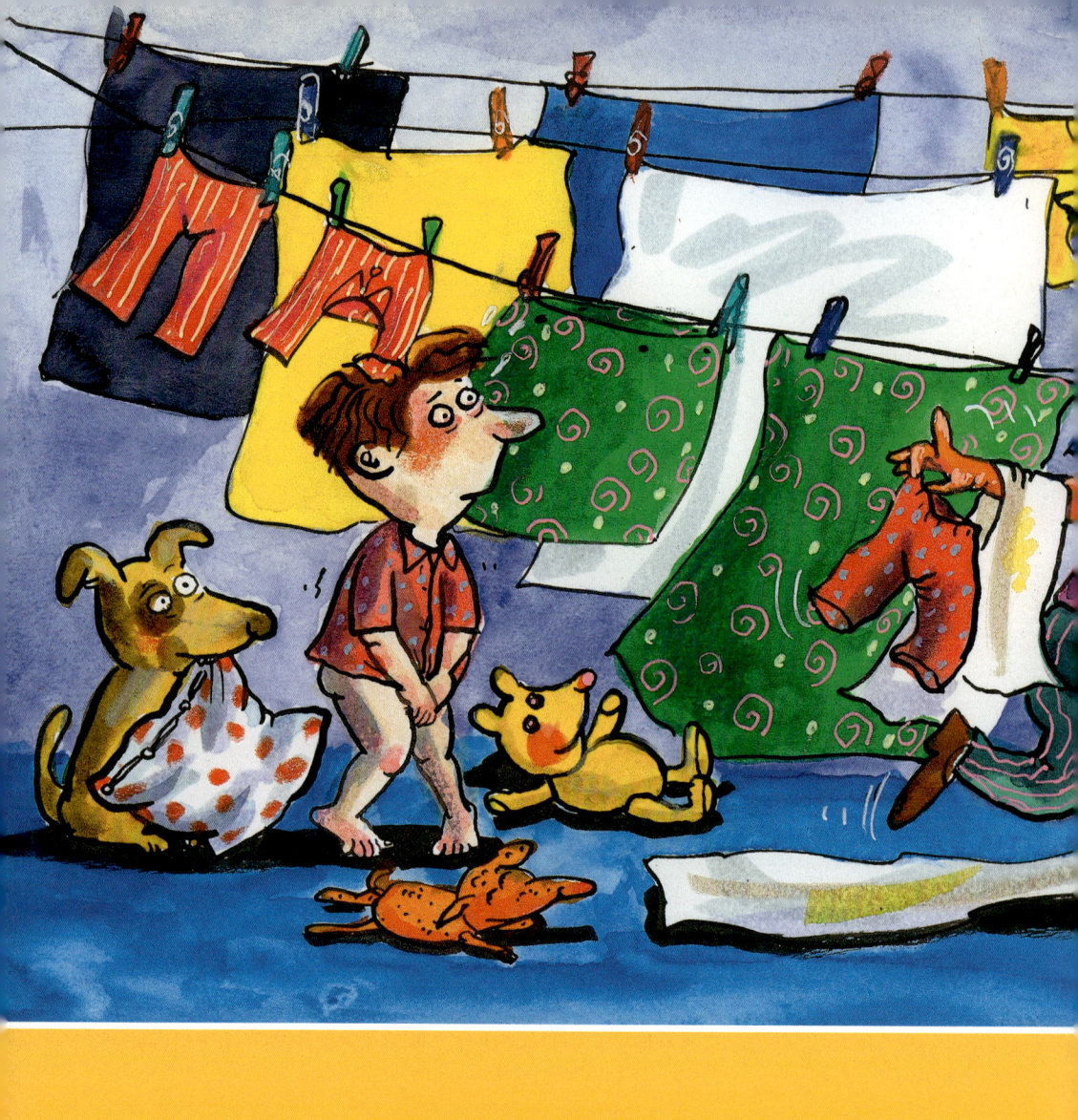

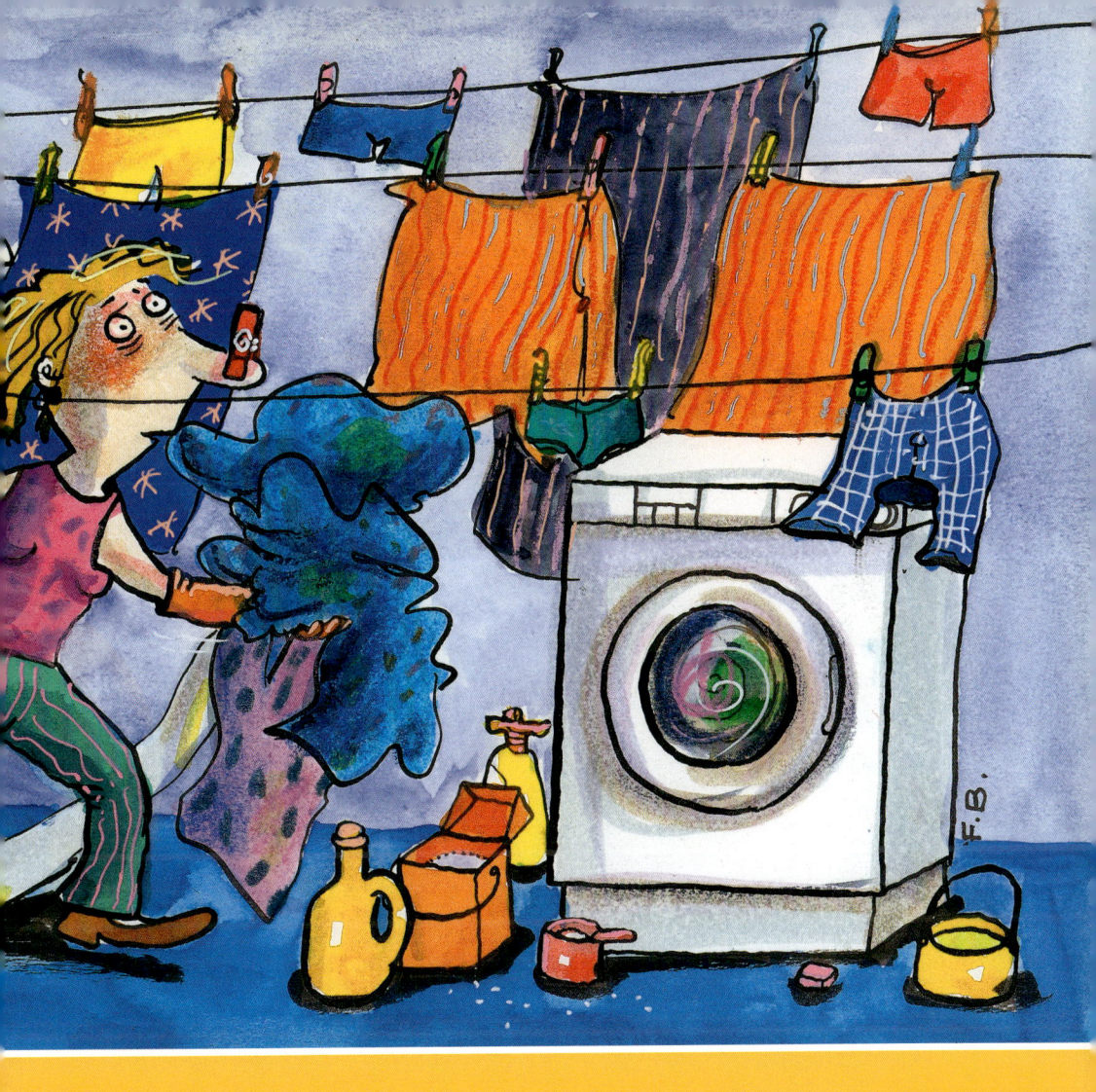

Das kommt in den besten Familien vor

3

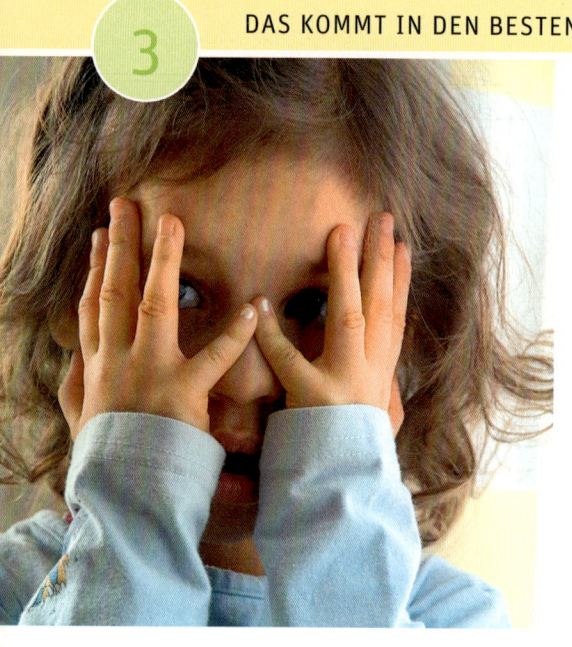

In allen Gesell-schaftsschichten peinlich

Kaum jemand kennt die genetischen Zu-sammenhänge und die möglichen Ursa-chen des Bettnässens. Eltern glauben oft, dass sie schuld sind oder zumindest eine Mitschuld am Bettnässen ihrer Kinder haben. Bettnässen ist peinlich und wird schamhaft geheim gehalten.

Scham und Tabu

Obgleich rein statistisch in jeder Kindergartengruppe und in jeder ersten Grundschulklasse etwa vier Kinder und in jeder vierten Klasse immerhin noch zwei bis drei Kinder mehr oder weniger regelmäßig nachts das Bett einnässen, glauben die meisten Betroffenen und deren Angehörigen, dass sie mit diesem Problem allein sind. Wissenschaftliche Untersuchungen belegen, dass in Deutschland mehr als 640 000 Kinder zwischen fünf und 14 Jahren betroffen sind.

»Abwesenheit von Scham ist ein sicheres Zeichen von Schwachsinn«, sagte einst Sigmund Freund. Scham ist aber nicht umgekehrt ein Zeichen von großer Klugheit, und falsche Scham kann sogar ein Zeichen von Dummheit oder Unwissenheit sein. Das Krankheitssymptom Enuresis ist in allen Ländern und Gesellschaftsschichten mit Scham besetzt und tabui-siert. Selbst Familienmitglieder und Freunde wissen oftmals nichts von dem gutgehüteten Familiengeheimnis Bettnässen, das nicht selten über Jahre und Jahrzehnte oder gar ein ganzes Leben lang gehegt wird. Leider geht die Scham dann häufig so weit, dass sie verhindert, dass Kinder und Eltern professionelle Hilfe in Anspruch nehmen, und dass sie es nicht wagen, mit dem Arzt über dieses Thema zu sprechen. Das Bettnässen ist gesellschaftlich nicht akzeptiert, weil man immer noch davon ausgeht, dass es mit Schuld verknüpft ist. Viele denken bei diesem Thema zunächst an Erziehungsfehler und Entwicklungsstörungen: »Da haben die Eltern wohl was falsch gemacht«, oder: »Wenn das Kind in dem Alter immer noch ins Bett macht, dann ist es wohl zurückgeblieben, verhaltensauffällig und verwahrlost«.

Offen darüber reden, neue Erkenntnisse gewinnen

Viele Vorurteile und Mythen hat die Wissenschaft glücklicherweise in den letzten Jahrzehnten widerlegt. Leider sind die Erkenntnis aber noch nicht überallhin vorgedrungen. Dieses Buch will helfen, neue Erkenntnisse rund um das Bettnässen weiterzuverbreiten, um dazu beizutragen, das Tabu zu brechen und vielen Kindern einen Zugang zu einer zeitnahen Therapie zu ermöglichen. Wenn die tatsächlichen Zusammenhänge und Ursachen des Bettnässens bekannter werden, sollte das Thema endlich gesellschaftlich akzeptiert werden, damit man bald über das Bettnässen genauso reden kann wie über Diabetes oder Asthma.

Info

Sankt Veit, der Schutzpatron der Bettnässer

Die Kirche widmete sich dem Thema Bettnässen, indem sie den notleidenden Gläubigen einen der 14 Nothelfer als Patron gegen das Bettnässen zur Seite stellte. Der heilige Veit (Vitus) wurde der Schutzheilige der Bettnässer. Sein Gedenktag ist der 15. Juni. Ihm gewidmet ist der folgende Reim:

Heiliger Sankt Veit:
Wecke mich bei Zeit!
Nicht zu früh und nicht zu spät,
dass auch nichts ins Bette geht!

Psychische Probleme sind eher Folgen der Enuresis

Die psychosoziale Belastung, die häufig die Folge einer langen Bettnässgeschichte in der Familie ist, führt oftmals auch zu Belastungen innerhalb des Sozialgefüges der Familie. Diese Belastungen können manchmal deutliche Auswirkungen auf die Erziehung und damit Folgen für die weitere seelische Entwicklung des Kindes haben. Denken Sie daran, dass wissenschaftliche Untersuchungen eindeutig bestätigt haben, dass psychische Veränderungen eines Kindes, die im Zusammenhang mit der Enuresis auftreten, häufiger eine Folge des Bettnässens und nur sehr selten die Ursache sind. Dies ist ein wichtiger Grund dafür, das Bettnässen möglichst frühzeitig zu therapieren.

Aber solange es dauert …

Solange das Kind ins Bett nässt, muss die Familie einen Weg finden, damit umzugehen, ohne dass ein Familienmitglied unter der Situation mehr als notwendig leidet. Alltägliche Fragen müssen geklärt werden:

- Was mache ich, wenn das Bett nass ist?
- Windeln oder keine Windeln?
- Wie gehen wir mit der emotionalen Belastung um?
- Wie werden Übernachtungen bei Freunden oder Klassenfahrten organisiert?
- Wer erledigt wann die Mehrarbeit, die durch das Bettnässen entsteht (Wäsche waschen, Betten beziehen, Windeln kaufen und so weiter)?

Info

Mit dem Thema offen umgehen

- Reden Sie über das Bettnässen in Ihrer Familie.
- Suchen Sie Hilfe und Unterstützung beim Arzt.
- Sprechen Sie das Thema in Kindergarten und Schule offen an.
- Informieren Sie gegebenenfalls die Erzieherinnen oder die Lehrerin.
- Regen Sie im Kindergarten und in der Schule an, das Thema Bettnässen bei einem Elternabend zu besprechen.
- Unterstützen Sie Ihr Kind darin, mit dem Bettnässen offen umzugehen.
- Fragen Sie offen in Ihrer Familie herum, wann wer wie spät trocken geworden ist.

Bevor der Druck zu groß wird

Eltern sollten mit ihren Kindern, die bis zum fünften Lebensjahr noch nicht trocken sind, baldmöglichst einen Arzt aufsuchen. Der Arzt wird anhand einer umfassenden Diagnose feststellen, ob er eine Ursache für das Einnässen finden kann,

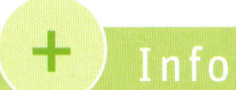

Info

Kinder sollten spätestens zum Schulanfang trocken sein, ein längeres Abwarten ist nicht anzuraten.

und er wird wahrscheinlich eine geeignete Therapie vorschlagen. Ein Abwarten über das fünfte Lebensjahr hinaus ist nicht empfehlenswert. Es werden zwar in diesem Alter etwa 15 Prozent aller bettnässenden Kinder jedes Jahr von allein trocken, das heißt aber umgekehrt, dass etwa 85 Prozent der betroffenen Kinder weiterhin einnässen, wenn keine Therapie begonnen wird. Der erste Ansprechpartner für das Problem Bettnässen ist der Kinderarzt.

»Mama, mein Bett ist nass« – was tun?

Welche Mutter kennt diesen Ausruf nicht, der einen entweder mitten in der Nacht aus den tiefsten Träumen reißt oder morgens den knappen Zeitplan durcheinanderwirft?
Der erste und wichtigste Ratschlag in solch einer Situation lautet: Ruhe bewahren! Machen Sie es sich immer wieder klar: In der Regel nässen Kinder nachts nicht absichtlich ein.
Die Kinder können also nichts dafür und sollten nicht unter Ihrem Frust, Ärger und Stress leiden.

Gute Organisation hilft

Falls das Bettnässen häufiger vorkommen sollte, sollten Sie dafür sorgen, dass Sie stets entsprechend vorbereitet sind. Alles sollte so organisiert sein, dass, wenn Sie nachts wegen des nassen Bettes geweckt werden, die Nachtruhe möglichst nur kurz gestört wird.
Dazu gehört vor allem, dass alle Dinge griffbereit liegen, die Sie benötigen werden, wenn es so weit ist.

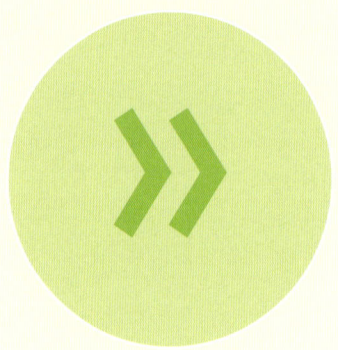

Tipps für eine stressfreie Nacht

Die nachfolgenden Tipps helfen Ihnen, eine »nasse Nacht« mit weniger Stress zu bewältigen. Richtig vorbereitet, können Sie mit wenigen Handgriffen die Situation »bereinigen«.

- Eine Kleinigkeit wie eine **wasserdichte Unterlage** kann das Leben mit einem Bettnässer schon sehr erleichtern. Eine solche Betteinlage verhindert, dass die Matratze nass wird und es schon bald im Kinderschlafzimmer unangenehm streng nach Urin riecht. Legen Sie daher immer eine wasserdichte Unterlage zwischen Matratze und Laken und halten Sie sicherheitshalber eine trockene Ersatzunterlage bereit.

- Halten Sie ein **frisches Bettlaken** am Bett griffbereit, das Sie schnell aufziehen können.

- Am schnellsten und einfachsten geht es, wenn Sie auch eine **frisch bezogene Bettdecke** bereitlegen, die nur gegen die nasse Decke ausgetauscht zu werden braucht.
  Das Wechseln des Bezugs und gegebenenfalls auch das Waschen der Bettdecke können Sie dann tagsüber erledigen. Verwenden Sie eine waschbare Bettdecke, die gegebenenfalls auch im Trockner schnell wieder einsatzbereit gemacht werden kann.

- Legen Sie einen **trockenen Pyjama** heraus, damit Ihr Kind sich schnell umkleiden kann.

- Stellen Sie eine **Wanne für die nasse Wäsche** bereit.

- **Morgens keinen Stress:** Rechnen Sie für morgens genügend Zeit ein, damit Ihr Kind ausgiebig duschen kann und damit Sie gemeinsam die nasse Wäsche in die Waschmaschine geben können.

- **Windeln wechseln:** Falls Ihr Kind nachts Windeln trägt, benutzen Sie solche, die es allein an- und ausziehen kann, sogenannte Trainingshosen oder Pull-ups.
  Die Windel sollte das Kind nicht daran hindern, allein zur Toilette zu gehen, wenn es aufwacht.

■ **Licht im WC und auf dem Weg dorthin:** Damit es für das Kind einfacher ist, nachts auf die Toilette zu gehen, sollten Sie dafür sorgen, dass der Weg zur Toilette beleuchtet ist und das Kind schnell dort das Licht anmachen kann.

■ **Bequemer Sitz:** Für Kinder ist das Sitzen auf der WC-Brille der Erwachsenen häufig unbequem. Machen Sie fürs Kind den Toilettengang und die »Sitzung« so angenehm wie möglich. Stellen Sie einen kleinen Hocker parat, auf dem das Kind seine Füße abstellen kann (siehe Bilder Seite 50).

■ **Abends auf der Toilette:** Lassen Sie das Kind immer abends vor dem Zubettgehen noch auf die Toilette gehen. Auch wenn es heißt »Ich muss gar nicht«, sollte das Kind regelmäßig ganz in Ruhe aufs Klo gehen.

■ **Keine Langeweile:** Sorgen Sie dafür, dass die abendliche (und die morgendliche) Sitzung auf der Toilette nicht langweilig ist. Nette Kinderbücher, Tonkassetten oder ein Geduldspiel können das Kind ablenken und für Entspannung sorgen.

■ **Ein Erwachsener sollte beim Kind schlafen,** falls Ihr Kind ein Alarmgerät hat. Wechseln Sie sich mit Ihrer Gattin/Ihrem Gatten damit ab, damit derjenige, der dort schläft, sofort wach wird, wenn das Gerät Laut gibt. So kann es derjenige schnell ausschalten, der in der Nähe schläft, bevor alle anderen Hausbewohner wach sind. Der Erwachsene, der dort schläft, kann schnell aufstehen und mit dem Kind auf die Toilette gehen. So können zumindest alle anderen Mitbewohner ganz in Ruhe weiterschlafen.

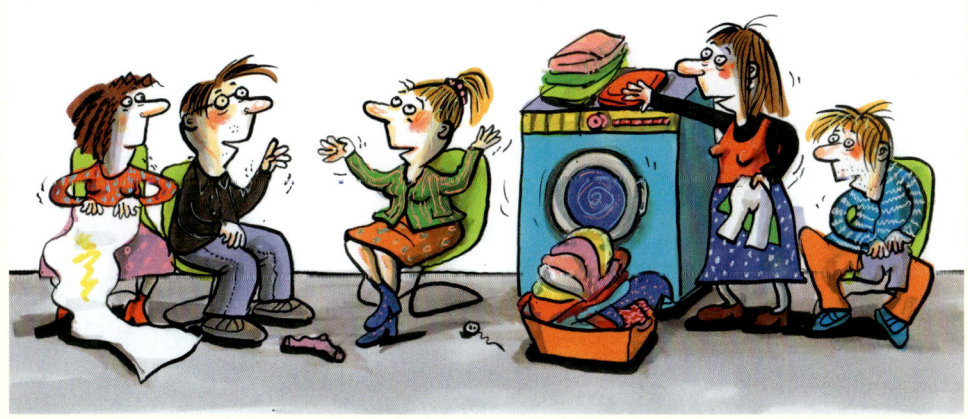

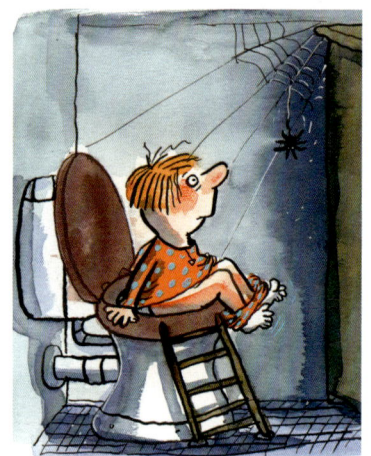 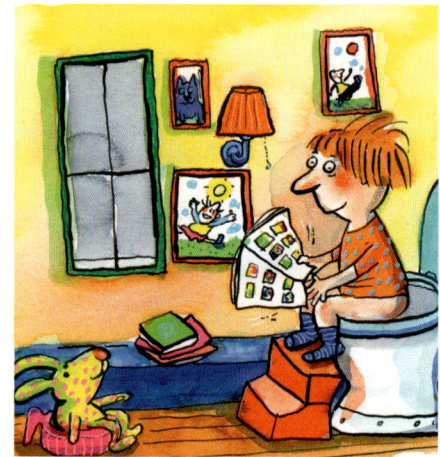

Windeln für Bettnässer?

Während man früher auf Molton-Einlagen oder Inkontinenzhilfen für Erwachsene ausweichen musste, sind heute Windelhosen auch in XXL-Größen für größere Kinder erhältlich. Damit diese ab einem Alter von etwa drei bis vier Jahren keine »Babywindeln« mehr tragen müssen, gibt es verschiedene Formen von Windeln, die von ihrem Äußeren kaum noch an Babywindeln erinnern und auch anders funktionieren.

»Trainingshosen« und »Pull-ups«

Sogenannte Trainingshosen, auch Trainingspants oder Pull-ups genannt, sehen aus wie Unterhosen, haben aber die Funktion einer Windel. Kinder können sie allein an- und ausziehen. Es gibt sie in verschiedenen Formen und Farben, in Form von Mädchenunterhosen oder auch in Form von Boxershorts und aus einem Material, das aussieht wie normaler Stoff. Die Pull-ups erinnern kaum noch an eine Windel, weder fühlen noch hören sie sich wie eine Windel an, sie rascheln weder, noch knistern sie. Der Name »Trainingshose« mag irreleitend sein, denn es ist durchaus fragwürdig, ob solche Windeln einen Trainingseffekt haben oder ob sie für das Trockenwerden eher kontraproduktiv sind.

Die sogenannten Trainingshosen machen es den Eltern und dem Kind einfach, das Problem des Bettnässens weitestgehend zu ignorieren und zu verdrängen. Tragen die Kinder des Nachts solche Windeln, ist das sehr diskret, riecht nicht unangenehm und macht kaum zusätzliche Arbeit. Die gute Qualität der Windeln und die hohe Akzeptanz von modernen bunten Trainingshosen auch bei den Kindern nehmen in vielen Familien einiges von dem Stress, den das Bettnässen sonst mit sich bringen kann, weg. Der Vorteil ist: Der Leidensdruck sinkt. Ein geringer Leidensdruck hat aber auch häufig zur Folge, dass ein Besuch beim Arzt und die Nachfrage nach einer sinnvollen Therapie häufig sehr lange herausgezögert werden.

Windeln können die Lage entspannen

Windeln können allerdings zumindest helfen, die auffälligsten Auswirkungen, nämlich ein nasses Bett und einen nassen Schlafanzug, zu verhindern. Es gibt Kinder beziehungsweise Jugendliche, die die Windeln auch nach anfänglichem Zögern als echte Erleichterung und große Entlastung empfinden. Gerade von den älteren Kindern erfährt man häufig, dass sie insbesondere das Aufwachen in einem nassen Bett oder Schlafanzug als sehr frustrierend und demütigend empfinden. Sie sind deshalb häufig eher bereit, mit einer Windel zu schlafen, als im nassen Bett aufzuwachen.

 Info

Sind Windeln oder »Trainingshosen« sinnvoll?

Die Frage, ob und wann Windeln beziehungsweise Trainingshosen sinnvoll sind, wird sehr kontrovers diskutiert. Einige Ärzte empfehlen, das Kind spätestens ab dem Alter von fünf oder sechs Jahren keine Windel tragen zu lassen, weil sie das Trockenwerden eher herauszögern. Im Einzelfall sollten die Eltern und das Kind gemeinsam mit dem Arzt besprechen, ob, wann und wie häufig Windeln getragen werden sollten.

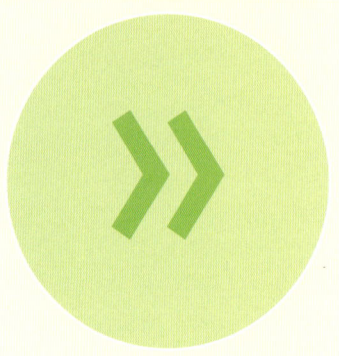

Tipps für Kinder

Die Eltern und der Arzt sind die wichtigsten Ansprechpartner, wenn es um das Thema Bettnässen geht. Doch auch das Kind selbst kann wesentlich dazu beitragen, die Enuresis zu überwinden.

Kinder können eine sinnvolle Bettnässer-Therapie auch selbst unterstützen. Hier sind ein paar Tipps, mit denen Sie Ihrem Kind helfen können, damit es bald nur noch im trockenen Bett aufwacht:

- Sobald du merkst, dass du pinkeln musst, geh auf die Toilette. Warte nicht bis zum letzten Moment.

- Nimm dir beim Pinkeln auf der Toilette Zeit. Entspann dich und tu nichts, deine Blase entleert sich von alleine.

- Stell deine Füße gemütlich auf dem Boden ab. Wenn du mit den Füßen nicht auf den Boden kommst, dann nimm einen Hocker oder zwei feste Kartons – für jeden Fuß einen – und stell deine Füße darauf ab.

- Geh jeden Abend vor dem Schlafengehen noch mal auf die Toilette – auch wenn du glaubst, dass die Blase gerade gar nicht voll ist.

- Halte deinen Strahl beim Pinkeln nicht an und versuche auch nicht, zu pressen.

- Schäm dich nicht, mit deinem Arzt über das Bettnässen zu sprechen. Er ist da, um dir zu helfen! Und er behandelt sicher viele andere Kinder mit dem gleichen Problem.

- Über den Tag verteilt solltest du viel trinken, die Hauptmenge am Morgen und am Mittag und abends eher weniger.

Windeln nicht als Strafe

Wenn Windeln benutzt werden, sollten sie keinesfalls als Strafe missbraucht werden. Ein deutliches Zeichen von Überforderung ist ein typischer Satz einer gestressten Mutter: »Ich bin es leid, die viele Wäsche zu waschen, und jetzt musst du jede Nacht eine Windel tragen, egal, wie alt du bist und wie das aussieht.«

Zwingen Sie dem Kind die Windeln niemals auf. Das ist entwürdigend und demütigend und wird daher auch nicht helfen, das eigentliche Problem zu lösen.

Falls Sie der Meinung sind, dass Ihr Kind, das eigentlich dem Windelalter entwachsen ist, eine Windel tragen sollte, sollten Sie dies einvernehmlich mit dem Kind und dem Kinderarzt besprechen.

Soll das Kind nachts geweckt werden?

Häufig ist der gutgemeinte Rat zu hören, Kinder sollten spätabends oder nachts geweckt und zur Toilette geschickt werden, damit das Bett trocken bleibt. Das ist ein weitverbreitetes Hausmittel, das ebenso bekannt wie häufig unnütz ist.

In jedem Fall sollten derartige Weckaktionen mit dem Kind vorher abgesprochen werden und im Einvernehmen mit dem Kind erfolgen. Falls Sie das Kind wecken, dann sollte es auch richtig wach werden, und zwar so, dass es theoretisch auch eine Rechenaufgabe lösen könnte. Ein Lerneffekt erfolgt nur, wenn das Kind bewusst daran mitarbeitet, das heißt, wenn es richtig wach geworden ist.

Manchmal kann es durchaus sinnvoll sein, dem Kind auf diese Weise kleine Erfolgserlebnisse zu bescheren, besonders dann, wenn die Kinder schon kurz nach dem Zubettgehen einnässen. Aber versprechen Sie sich nicht zu viel davon. Häufig bleibt das Bett dennoch nicht trocken.

Wägen Sie gut ab, ob sich das nächtliche Wecken für Sie und das Kind lohnt. Denn ein ungestörter Schlaf ist für einen guten Morgen wichtig, und ein gestörter Schlaf kann zu Tagesmüdigkeit und erhöhter Unaufmerksamkeit am Tag führen.

Die emotionale Belastung

Bettnässen kann zu einer starken emotionalen Belastung sowohl für das Kind als auch für die Eltern beziehungsweise für die ganze Familie werden. Häufig wird die Tatsache, dass das Kind das Bett einnässt, mit großem Aufwand geheim gehalten. Dass es noch ins Bett macht, ist dem Kind sehr peinlich, und nicht selten entwickeln ganze Familien hierfür hilflose Vertuschungsstrategien gegenüber ihrer Umgebung.

So werden beispielsweise Übernachtungseinladungen mit der Begründung abgesagt, das Kind dürfe nicht woanders übernachten, und um die Teilnahme an Klassenfahrten zu vermeiden, werden Geldmangel oder sogar Krankheiten erfunden – mit allen Folgen, die es für das Kind und seine Umgebung hat, wenn das Lügen zur Gewohnheit wird …

Wenn es gelingt, das Thema Bettnässen offen anzusprechen und das Bettnässen nicht mehr mit großem Aufwand geheim gehalten werden muss, wird das Leben viel entspannter werden.

Dem Hänseln entgegenwirken

Achten Sie darauf, dass das Kind wegen des Bettnässens nicht gehänselt wird. Hier ist besonders wichtig, dass die Geschwister und die besten Freunde Verständnis für die Problematik entwickeln. Falls das Kind von anderen Kindern gehänselt werden sollte, sollten Sie das Bettnässen als ein Thema für den nächsten Elternabend vorschlagen.

Erzieherinnen, Lehrer, andere Eltern und vor allem die hänselnden Kinder sollten über die Problematik informiert werden, und die Erwachsenen sollten für eine Stimmung sorgen, in der Hänseleien nicht geduldet werden. Natürlich muss auch Ihr Kind selbst gestärkt werden, damit es sich gegen Hänseleien wehren kann.

Das Selbstwertgefühl stärken

Untersuchungen haben gezeigt, dass bettnässende Kinder mit zunehmendem Alter weniger Selbstwertgefühl und Selbstsicherheit haben als andere Kinder. In diesem Zusammenhang ist es gut zu wissen, dass das

Selbstwertgefühl in der Regel wieder steigt, sobald das Bettnässen aufhört. Motivieren Sie daher das Kind dazu, gemeinsam etwas zu unternehmen, damit das Kind trocken werden kann.

Geringere kognitive Leistungsfähigkeit?

Eine beim Kongress der ICCS (International Children's Continence Society – Internationale Gesellschaft für kindliche Kontinenz) vorgestellte Studie zeigt, dass enuretische Kinder eine geringere kognitive Leistungsfähigkeit aufweisen als nicht-enuretische Kinder.
Mit Hilfe von vier entscheidenden Tests wurden die Intelligenz, die Aufmerksamkeit und Ablenkbarkeit, das Kurz- und Langzeitgedächtnis, die Lern- und Verarbeitungsgeschwindigkeit sowie die Reaktionen der Kinder ausgewertet. Bettnässende Kinder schnitten bei diesen Tests schlechter ab als nicht bettnässende Kinder, was auf eine allgemeine Störung der kognitiven Leistungsfähigkeit hinweist.

Familiäre Folgen des Bettnässens

Bettnässen verursacht häufig einen zusätzlichen und nicht unerheblichen Stress bei allen Beteiligten. Nicht selten führt ein solcher Stress zusätzlich auch noch zu Streit, für den sich die Kinder schuldig fühlen können. Versuchen Sie solche Situationen möglichst zu vermeiden.

Woanders bleiben sie trocken

Versuchen Sie, das Kind, wenn es alt genug ist, darin zu unterstützen, dass es, wie auch seine Altersgenossen, mal woanders übernachtet. Dem Kind soll ein normales soziales Leben möglich sein.
Schlagen Sie vor, dass es bei verständnisvollen Familienmitgliedern oder Freunden schlafen kann, die in die Bettnässer-Problematik eingeweiht sind. Immer wieder wird berichtet, dass Kinder in einer anderen Schlafumgebung häufiger trocken bleiben. Das mag daran liegen, dass sie in einem fremden Bett weniger tief schlafen als im eigenen.

Eine trockene Nacht bei Freunden oder bei der Familie ist für das Kind sehr ermutigend und eine angenehme Erfahrung, und wenn dennoch mal was schiefgeht, ist es kein Drama, weil alle entsprechend vorbereitet sind. Versuchen Sie es einfach!

Wie sehen Kinder ihre Situation?

Der Kinderarzt und -psychiater Prof. Alexander von Gontard hat sich dafür interessiert, wie bettnässende Kinder selbst ihre Situation sehen. Deshalb hat er in einer Untersuchung zu diesem Thema 165 einnässende Kinder nach ihren Empfindungen und Gedanken zum Einnässen befragt. Hier die wichtigsten Fragen und Ergebnisse:

- **Fühlst du dich krank?** Nur 4,2 Prozent der Kinder antworteten auf diese Frage mit ja. Etwa ein Drittel aller Kinder (32,1 %) konnte einen Grund oder eine Erklärung für das Einnässen nennen, wobei folgende Gründe genannt wurden: Schlaftiefe (15,2 %), Trinkverhalten (4,9 %), Traum (4,2 %), Unterbrechung einer Tätigkeit (4,2 %), Blasenschwäche (3,0 %), familiäre Ursachen (1,2 %), Angst (0,6 %) und sonstige (6,1 %) wie zum Beispiel: keine Lust, auf die Toilette zu gehen, weil ich ungezogen bin, weil ich krank bin, weil die Jungen mich ärgern.
- **Wer weiß, dass du einnässt?** 60 Prozent antworteten mit: »nur die Familie«. »Einen erweiterten Kreis« nannten 31,5 Prozent, und nur 8,3 Prozent gaben an, dass viele über das Einnässen Bescheid wissen.
- **Wer soll wissen, dass du einnässt?** Die meisten der befragten Kinder wünschten keine Mitwisser – und zwar 82,9 Prozent der Mädchen und 69,7 Prozent der Jungen.
- **Weißt du, wie viele Kinder in deiner Klasse das gleiche Problem haben?** Die meisten Kinder, nämlich 56,4 Prozent, hatten keine Vorstellung von der Häufigkeit des Einnässens. 11,5 Prozent der Kinder glaubten, dass kein weiterer Klassenkamerad einnässt, 14,5 Prozent glaubten, dass ein weiteres Kind einnässt, und nur 5,5 Prozent waren der Meinung, dass außer ihm selbst zwei oder mehr Kinder einnässen. Statistisch gesehen gibt es in einer ersten Schulklasse mit 30 Kindern im Durchschnitt drei bis vier, die nachts einnässen.

Reaktionen der Mütter

Prof. Alexander von Gontard hat auch die Mütter nach ihren Reaktionen auf das Einnässen befragt und erhielt überraschende Antworten:

Unterschiedliche Wahrnehmungen		
Reaktionen der Mütter	Angaben von Kindern	Angaben der Mütter
negativ	26,5 %	33,3 %
neutral	39,2 %	51,4 %
positiv	34,2 %	9,5 %

Während 9,5 Prozent der Mütter angaben, auf das Bettnässen positiv zu reagieren, schätzten 34,3 Prozent der Kinder die mütterliche Reaktion positiv ein. Hier ist ein großer Unterschied in der Wahrnehmung zu sehen. 33,3 Prozent der Mütter schätzten ihre Reaktion als negativ ein, während dies 26,5 Prozent der Kinder so sahen. Und 51,4 Prozent der Mütter glaubten sich neutral zu verhalten, während nur 39,2 Prozent der Kinder ihre Mütter so einschätzten.

Hier sehen wir deutlich, dass Kinder ihre Mütter deutlich anders einschätzen als diese sich selbst. So glaubt mehr als ein Drittel der Kinder, dass ihre Mütter auf das Bettnässen eher positiv reagieren, während dies aber weniger als zehn Prozent der Mütter so sehen.

Motivation beflügelt

Zahlreiche Untersuchungen haben gezeigt, dass Kinder bessere Chancen haben, durch eine Therapie trocken zu werden, wenn sie motiviert sind.

Aktiv mitmachen

Es gibt verschiedene Möglichkeiten, ein Kind zu motivieren, damit es aktiv an der Therapie beteiligt ist.

Info

Das Kind muss es wollen

Eine wichtige Voraussetzung für einen Therapiebeginn ist der Wunsch des Kindes, zuverlässig trocken zu werden.

Zunächst einmal stellt sich eine ganz wesentliche Frage, nämlich die, ob das Kind überhaupt trocken werden will. Erst wenn das Kind so weit ist, kann es mit einer sinnvollen Behandlung richtig losgehen. Bei einigen Kindern ist das früher der Fall, bei anderen braucht dieser Wille etwas länger, aber meist kommt im Kind spätestens dann, wenn die Einschulung bevorsteht, der dringende Wunsch auf, nicht mehr ins Bett einzunässen.

Wichtig ist es, Kinder in die Therapie einzubeziehen. Und das beginnt damit, dass sie während der Untersuchungen und Gespräche, die zum Thema Bettnässen stattfinden, als Partner teilnehmen. Der Arzt sollte die Kinder immer wieder selbst befragen und ihnen die Problematik und die vorgeschlagene Therapie altersgerecht erklären.

Fallbeispiel 3: Klara, zehn Jahre

Klara ist zehn Jahre alt. Sie macht etwa viermal pro Woche nachts das Bett nass. Auch wenn sie schon zu den älteren Kindern gehört – sie kann sich nicht erinnern, dass sie jemals trocken gewesen wäre.

Klara ist es furchtbar peinlich, dass sie nachts noch ins Bett macht. Nur Klaras Eltern, ihre beste Freundin, ihre beiden ebenfalls bettnässenden Cousinen und die Großeltern wissen Bescheid.

Die Einzige weit und breit ...?

Auf Befragen antwortet Klara, dass sie außer den beiden Cousinen niemanden kennt, der auch ins Bett macht, und dass sie glaubt, dass sie weit und breit das einzige Kind in diesem Alter ist, das noch nicht trocken ist. Nun trägt Klara seit etwa drei Jahren nachts wieder Windeln. Das ist unangenehm, aber es ist besser, als jeden Morgen in einem schwimmenden Bett aufzuwachen.

Aus Scham werden Trauer und Wut

Da der Übertritt ins Gymnasium ansteht, hat Klara die Nase voll. Sie wird zunehmend richtiggehend wütend auf sich und alles andere und beginnt ihre Wut und Trauer in sich hineinzufressen.
Sie geht abends nicht mehr gern ins Bett, und wenn morgens die Windel nass ist, ist sie schlechtgelaunt und grantig. Erst als sie ihren Eltern erzählt, dass sie sich gar nicht auf die neue Schule freut, gab das den Anlass, den Kinderarzt um Hilfe zu bitten.
Klaras Mutter vereinbart einen Termin beim Kinderarzt und erhält von der Sprechstundenhilfe ein Blasentagebuch, welches sie ausfüllen und beim Untersuchungstermin mitbringen soll.

Zwei Wochen Selbstbeobachtung

Beim Arztbesuch ist Klara vor allem überrascht, dass es dem Arzt keineswegs peinlich ist, über das Bettnässen zu sprechen.
Der Arzt stellt viele Fragen und untersucht Klara dann. Anschließend meint er, dass Klara bis auf das Bettnässen nicht weiter krank sei. Er schlägt vor, dass sie erst einmal zwei Wochen lang den Sonne-/Wolken-Kalender führen soll, damit sie selbst beobachten kann, wie häufig sie tatsächlich ins Bett macht. Er gibt ihr einen entsprechenden Vordruck mit. Klaras Mutter kauft ihr dazu noch einen neuen Kasten mit wunderschönen Buntstiften.

Viele Wolken und ein bisschen Sonne

Am nächsten Tag beginnt Klara mit ihrem Kalender. Die ersten drei Tage sind deprimierend. Sie malt nur graue Wolken. Der vierte Tag aber ist wunderbar sonnig – sie wacht im trockenen Bett auf und malt eine sehr schöne Sonne.
Auch die nächsten beiden Tage bleibt sie trocken und ist sehr glücklich. Dann kommt aber leider noch mal ein Wolkentag. Beim nächsten Besuch beim Arzt zeigt Klara den Kalender, sagt aber auch, sie wolle nun endlich trocken werden.

Sonne / Wolken Kalender

von *Klara M.* 4.3.1998

Sonntag	Montag	Dienstag	Mittwoch	Donnerstag	Freitag	Samstag
				6. April	7. April	8. April
Sonntag	Montag	Dienstag	Mittwoch	Donnerstag	Freitag	Samstag
9. April	10. April	11. April	12. April	13. April	14. April	15. April
Sonntag	Montag	Dienstag	Mittwoch	Donnerstag	Freitag	Samstag
16. April	17. April	18. April	19. April	20. April	21. April	22. April
Sonntag	Montag	Dienstag	Mittwoch	Donnerstag	Freitag	Samstag
23. April	24. April	25. April	26. April	27. April	28. April	29. April
Sonntag	Montag	Dienstag	Mittwoch	Donnerstag	Freitag	Samstag
30. April	31. April					

Der Arzt empfiehlt eine medikamentöse Therapie mit Desmopressin (Minrin®) und erläutert, wie der Wirkstoff einzunehmen ist und worauf Klara und ihre Eltern achten müssen.

Der nächste Arztbesuch wird für 14 Tage später vereinbart. Klara soll ihren Sonne-/Wolken-Kalender bis dahin konsequent weiterführen und ihn zu dem Termin mitbringen.

Trocken nach drei Monaten

Beim nächsten Arztbesuch berichtet Klara, dass Sie kaum noch einnässt, die Wolkentage werden immer seltener.
Die Therapie mit Minirin® wird noch zehn Wochen lang fortgesetzt, dann beginnt man mit dem langsamen Absetzen des Wirkstoffs nach dem Ausschleichplan von Dr. Marschall-Kehrel. Nach drei Monaten ist Klara zuverlässig trocken.
Der Kalender bleibt nun freundlich hellgelb, und Klara freut sich nun schon sehr auf die neue Schule.

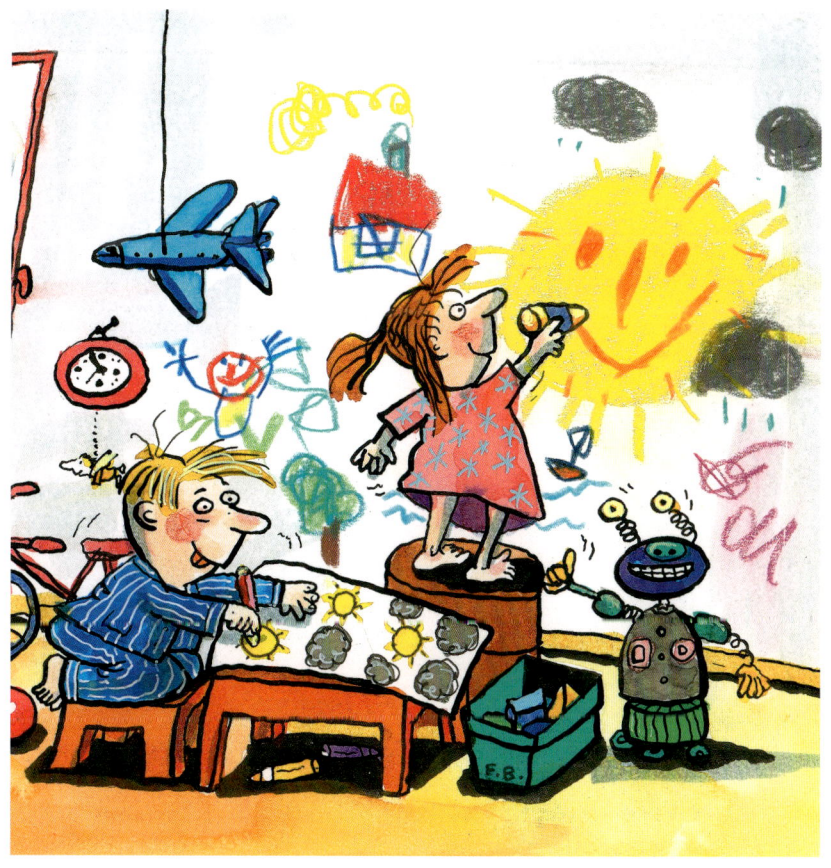

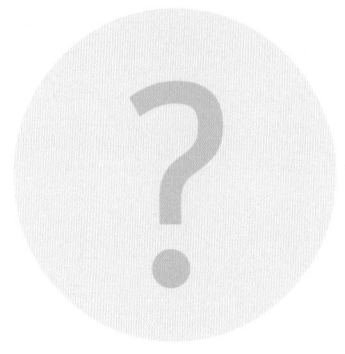

Häufige Fragen zum Bettnässen

Wenn Ungeduld und Erschöpfung sich bemerkbar machen, ist es für die Eltern nicht leicht, zu erkennen, dass ihr Kind nicht absichtlich einnässt. Hier ist es wichtig, unbegründeten Zorn zu vermeiden.

Mein Sohn ist viereinhalb Jahre alt, und es stört ihn nicht, wenn er noch fast jede Nacht einnässt. Muss ich jetzt etwas unternehmen?

Als Eltern kann man es noch hinnehmen, wenn ein Kind im Alter von viereinhalb Jahren einnässt. Noch ist das nicht besonders auffällig oder gar als therapiewürdig anzusehen.

Beobachten Sie aber die Situation und achten Sie darauf, ob es Ihren Sohn irgendwann einmal stört, dass er einnässt. Erst ab dem Alter von fünf Jahren gilt die Enuresis als behandlungsbedürftige Erkrankung. Von diesem Alter an ist auch wegen des Bettnässens ein Besuch beim Kinderarzt angesagt und kann es gegebenenfalls sinnvoll sein, über eine geeignete Therapie nachzudenken.

Es gibt Tage, da kann ich den Uringeruch des nassen Bettes am Morgen nicht mehr ertragen. Ich werde richtiggehend wütend. Wie gehe ich am besten damit um?

Eltern, die jahrelang mit nassen Betten zu tun haben, die manchmal sogar mehrere Kinder haben, die noch sehr lange ins Bett einnässen oder eingenässt haben, sind nicht selten ziemlich gestresst. Ein nasses Bett bedeutet für sie auch, einen riesigen Berg Wäsche zu waschen und zu trocknen, Betten frisch zu beziehen, ständigen Uringeruch zu ertragen. Das nimmt viel Zeit in Anspruch und kostet auch Nerven.

Machen Sie sich aber klar: Das Kind kann nichts dafür, es nässt nicht absichtlich ein, um Sie zu ärgern.

Versuchen Sie die Arbeit zu minimieren, indem Sie für die Nacht alles soweit vorbereiten, dass das Wäschewechseln schnell geht. Wechseln Sie sich gegebenenfalls mit der Arbeit ab, lassen Sie sich, wenn das Kind groß genug ist, vom Kind helfen.

Jeden Morgen, wenn das Bett nass ist, ist meine Tochter (sieben Jahre) sehr deprimiert.

Es kann vorkommen, dass das Bettnässen für ein Kind (je älter es ist, umso mehr) sehr de-

mütigend ist. Es gibt Kinder, die sehr, sehr gerne trocken und so werden möchten wie die anderen Kinder, es aber nicht schaffen und jede nasse Nacht als Misserfolg ihrer Versuche sehen. Dafür gibt es Therapiemöglichkeiten!
Kinder, die das Bettnässen derart belastet, sollten in jedem Fall optimal therapiert werden.

Soll ich meiner Tochter eine Windel aufschwatzen? – Ich hätte dann weniger Arbeit.

Windeln können das Trockenwerden verzögern. Kinder, die dem normalen Windelalter entwachsen sind, finden es häufig demütigend, noch eine Windel tragen zu müssen.
Ob es dennoch sinnvoll ist, dass Ihre Tochter eine Windel trägt, hängt von verschiedenen Faktoren ab (Alter des Kindes, Einnässhäu-figkeit, häusliche Situation). In keinem Fall sollten Sie Ihrer Tochter eine Windel aufdrängen oder sie ihr gar als Strafe anziehen.

Ich habe ein schlechtes Gewissen, meinen Sohn als Bettnässer zu sehen. Ich selbst bin erst mit 14 Jahren trocken gewesen. Soll ich mit meinem Sohn darüber reden?

Sprechen Sie mit Ihrem Kind darüber, dass auch sie selbst lange gebraucht haben, bis sie trocken waren. Das Kind fühlt sich dann nicht so allein und entwickelt ein besseres Verständnis für die Erkrankung Enuresis. Heute wird bei einer Enuresis eine Therapie ab dem fünften Lebensjahr empfohlen. Die Wahrscheinlichkeit ist dann sehr hoch, dass Ihr Sohn bald danach trocken ist.
Gerade bei der genetisch bedingten Enuresis gibt es mit Hilfe der medikamentösen Therapie gute Heilchancen.

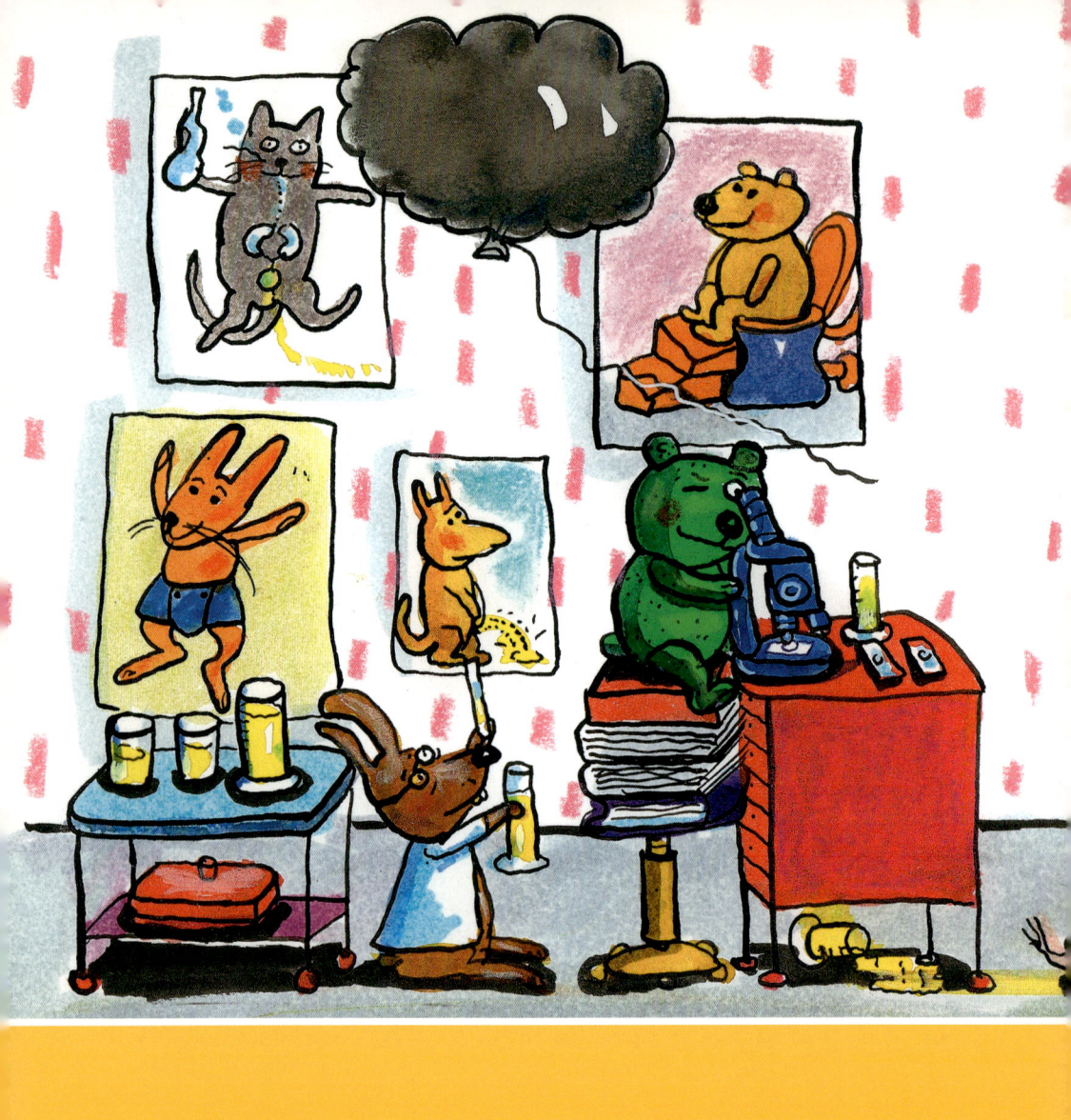

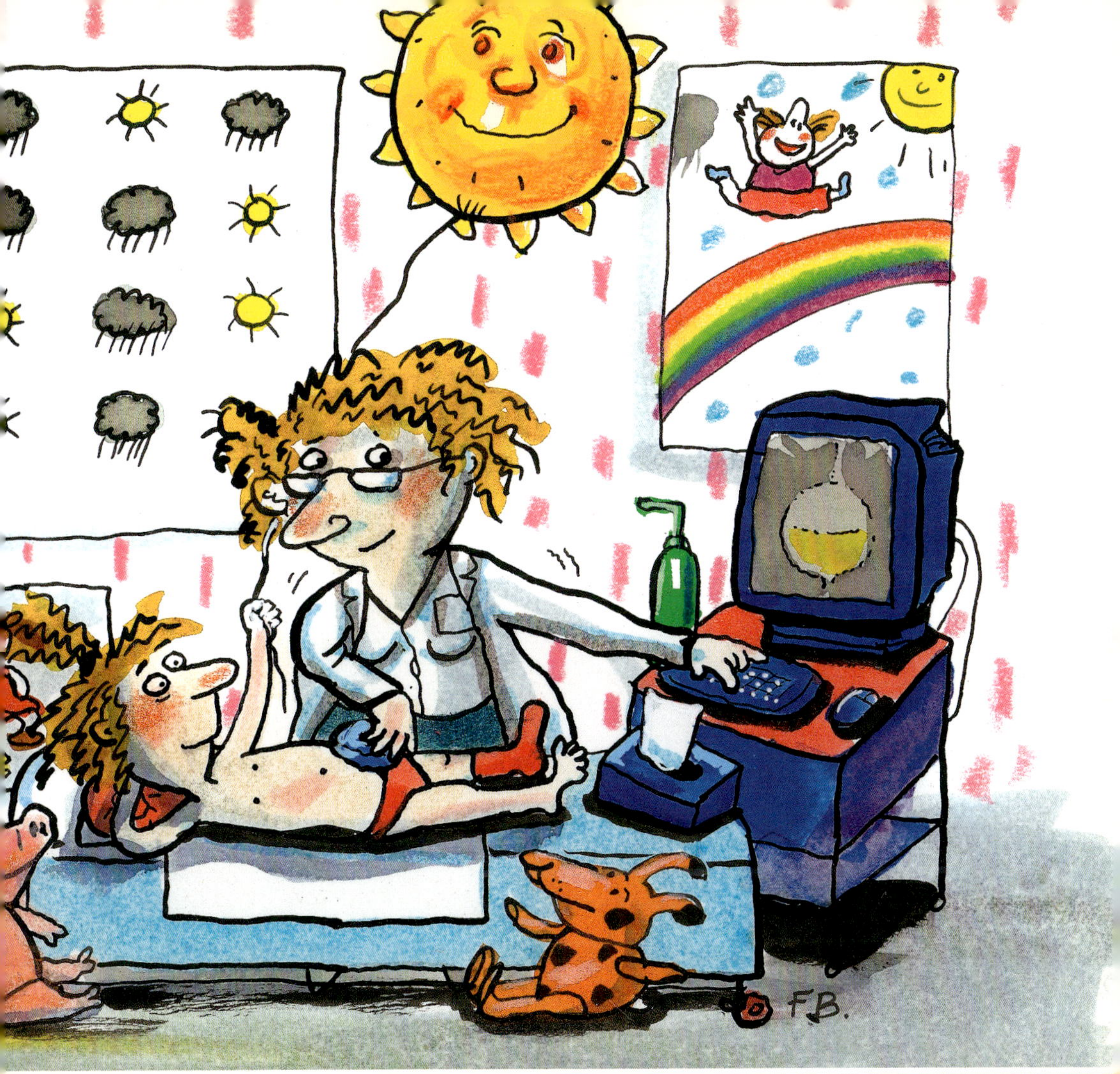

Der Besuch beim Arzt

4

4

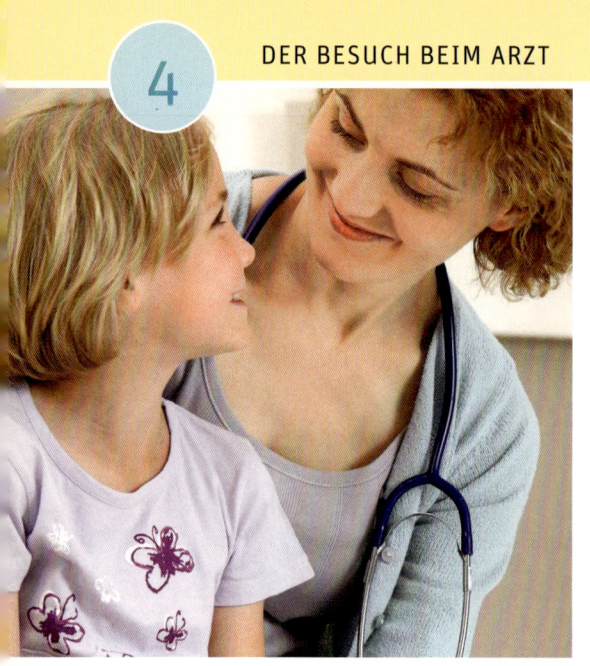

Der erste Schritt zur gezielten Therapie

So unterschiedlich die Ursachen sein können, so verschieden sind auch die möglichen Therapieansätze. Wenn Sie wegen des Problems des Bettnässens mit Ihrem Kind zum Arzt gehen, sollte er sich beim ersten Besuch ein genaues Bild von der Störung machen, um eine optimale Therapie vorschlagen zu können. Hierfür ist eine eingehende diagnostische Abklärung notwendig.

Richtig vorbereitet zum Arzt

Damit der Arzt eine treffende Diagnose stellen kann, ist es sinnvoll, dass schon beim ersten Kontakt das »Blasentagebuch« (siehe Seiten 69/70) vorliegt. Ohne eine solche Aufzeichnung kann der Arzt sich kein vollständiges Bild von der Erkrankung machen und unter Umständen auch keine sinnvolle Therapie vorschlagen.

Es gibt fünf diagnostische Schritte bei Kindern mit Verdacht auf eine Enuresis, um urologische, neurologische oder psychiatrische Erkrankungen oder Fehlbildungen auszuschließen.

Zu einer Grunduntersuchung bei einer Enuresis gehören mindestens:

- Anamnese (Erhebung der Krankengeschichte)
- Blasentagebuch (auch »Miktionsprotokoll« genannt)
- klinische Untersuchung (das heißt körperliche Untersuchung)
- Harndiagnostik (Urinuntersuchung)
- Ultraschalluntersuchung

Meist können nach dieser Basisdiagnostik weitere Störungen ausgeschlossen werden. Gibt es aber bei den genannten Untersuchungen irgendwelche Auffälligkeiten, so sind zur Abklärung verschiedene weitere Untersuchungen sinnvoll.

Die Krankengeschichte

Wenn Sie wegen der Enuresis mit Ihrem Kind erstmalig zum Arzt gehen, wird er in einem ausführlichen Gespräch die Krankengeschichte (Anamnese) des Kindes und die dazugehörige Familiengeschichte wissen wollen. Er wird viele Fragen stellen, die Sie gemeinsam mit Ihrem Kind beantworten können. So zum Beispiel:

- **Primäre oder sekundäre Enuresis?** War das Kind schon einmal mindestens sechs Monate lang (Tag und Nacht) trocken? Falls nicht, handelt es sich um eine primäre Enuresis, nässt das Kind nach einer trockenen Phase von mindestens sechs Monaten erneut ein, spricht man von einer sekundären Enuresis.
- **Enuresis mit oder ohne Tagssymptomatik?** Nässt das Kind nur nachts ein oder auch am Tag? Den Arzt interessiert es hier auch, wenn die Unterhose tagsüber nur ein klein wenig feucht ist. Einige Kinder schaffen es tagsüber nicht schnell genug zur Toilette. Hierfür gibt es verschiedene Gründe, die der Arzt herauszufinden versucht.
- **Häufigkeit und Menge des Einnässens?** An wie vielen Tagen in der Woche nässt Ihr Kind ein? Diese Frage können Sie am besten beantworten, wenn Sie eine Zeit lang einen entsprechenden Kalender, das Blasentagebuch, führen (siehe Seiten 69/70).
- **Wie uriniert das Kind?** Wie häufig geht das Kind zur Toilette? Hat es möglicherweise einen plötzlichen dringenden Drang, zur Toilette zu gehen, uriniert es in einem Strahl oder ist das Urinieren mehrfach unterbrochen (»Stakkatomiktion«)? Hören Sie sich mal aufmerksam an, wie das Kind auf der Toilette pinkelt. Ein gesundes Kind uriniert in einem durchgehenden festen Harnstrahl.
- **Auffälligkeiten:** Tröpfelt das Kind in die Unterhose? Kommen Haltemanöver vor? Einige Kinder verschieben ihren Toilettengang, indem sie sogenannte Haltemanöver anwenden. Vor allem Mädchen hocken sich dann auf die Fersen oder »verknoten« die Beine. Beobachten Sie Ihr Kind, wie es reagiert, wenn es merkt, dass es zur Toilette muss.
- **Wacht das Kind nachts auf, um auf die Toilette zu gehen?** Liegt eine sogenannte Nykturie vor, das heißt: Wacht das Kind mehrmals pro Nacht wegen Harndrangs auf?

- **Stuhlanamnese:** Wie häufig hat das Kind Stuhlgang? Hat das Kind regelmäßigen Stuhlgang und zu welcher Zeit immer? Kotet das Kind ein (= Enkopresis)? Ist der Stuhl sehr hart oder/und liegt (auch hin und wieder) eine Verstopfung (= Obstipation) vor? Für eine gute Diagnostik ist es notwendig, dass der Arzt Informationen über den Stuhlgang des Kindes bekommt. Diese Fragen werden auch in dem Blasentagebuch (siehe Seiten 69/70) abgefragt.
- **Familienanamnese:** Der Arzt interessiert sich auch für Ihre Familienkrankengeschichte. Für ihn ist es hilfreich, zu wissen, ob es andere Familienmitglieder gibt, die an Enuresis leiden. Schön wäre es, zu wissen, wann Geschwisterkinder, Vater, Mutter, Onkel, Tante, Großeltern und andere trocken geworden sind. Er wird auch wissen wollen, wie die Familie mit dem Problem Bettnässen umgeht, ob das Kind Verhaltensauffälligkeiten zeigt, unter eine Angststörung leidet oder ob eine besondere Belastungssituation (Scheidung der Eltern, Tod eines Familienangehörigen oder ähnlich gravierende Erlebnisse) vorliegt.

Viele Ärzte schließen das Kind in das Gespräch über die Krankengeschichte ein. Viele der Fragen kann es auch selbst beantworten, bei anderen helfen dann die Eltern mit. Je mehr der Arzt über die häusliche Situation und Details der Enuresis von Ihnen erfährt, umso besser kann er einschätzen, welche weiteren Untersuchungen notwendig sind und welche der Therapien für Ihr Kind in Frage kommt.

Der Anamnesebogen

Sie können zur Vorbereitung auf das Anamnesegespräch auch schon vorab zu Hause einen Anamnesebogen, wie er im Anhang dieses Buches abgedruckt ist, ausfüllen und dem Arzt vor dem Besuch zukommen lassen. Das hat für Sie den Vorteil, dass Sie daheim in aller Ruhe über die gestellten Fragen nachdenken können, bevor Sie sie beantworten. Um es nochmals zu betonen: Je sorgsamer Sie auf die Fragen antworten und je mehr Informationen der Arzt von Ihnen erhält, umso besser kann er die Situation einschätzen und umso sicherer kann er entscheiden, welche Therapie für Ihr Kind er Ihnen vorschlagen sollte.

Das Blasentagebuch

Um das Problem der Enuresis richtig einzuordnen und optimal zu therapieren, muss der Arzt wissen, um welche Art der Blasenentleerungsstörung es sich handelt. Entscheidende Hinweise ergeben sich aus einem sogenannten Blasentagebuch. Darin notieren Sie über einige Tage hinweg alle für die Enuresis relevanten Informationen.

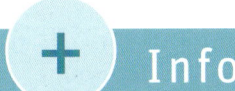

Info

Ein »Buch« mit vielen Namen

Für das »Blasentagebuch« haben sich verschiedene Bezeichnungen eingebürgert. So nennt man es hin und wieder Miktionskalender, Miktionstagebuch, Pipikalender, Trinkprotokoll oder Pipiprotokoll.

Für ein Blasentagebuch gibt es zahlreiche Vordrucke, die Sie leicht gegebenenfalls auch gemeinsam mit Ihrem Kind ausfüllen können. Ihr Arzt hat möglicherweise solch ein Tagebuch, im Internet kann man sich das eine oder andere herunterladen, oder aber Sie benutzen die Vorlage für ein Blasentagebuch, die Sie in diesem Buch im Anhang finden (siehe Seiten 116 ff.). Füllen Sie das Blasentagebuch sorgfältig aus.

Wie wird ein Blasentagebuch geführt?

Damit das Blasentagebuch auch aussagekräftig ist, sollten Sie sich entsprechend vorbereiten, wenn Sie beginnen, die Blasenentleerungsgewohnheiten Ihres Kindes aufzuzeichnen. Meist hat man die Kinder ja nicht rund um die Uhr unter Beobachtung, so dass es sinnvoll ist, seine Aktivitäten für die Dauer, in der das Tagebuch geführt wird, entsprechend einzurichten.

- **mindestens 48 Stunden:** Ein Miktionskalender sollte über mindestens 48 Stunden, besser noch über drei Tage das Trink- und Toilettenverhalten Ihres Kindes detailliert beschreiben.
- **am besten am Wochenende oder in den Ferien:** Solch ein Blasentagebuch oder Pipiprotokoll können Sie am besten stressfrei an einem Wochenende führen, weil Sie dann das Kind optimalerweise mehr oder weniger rund um die Uhr beobachten können. Oder Sie planen in den Ferien zwei bis drei Tage hierfür ein.

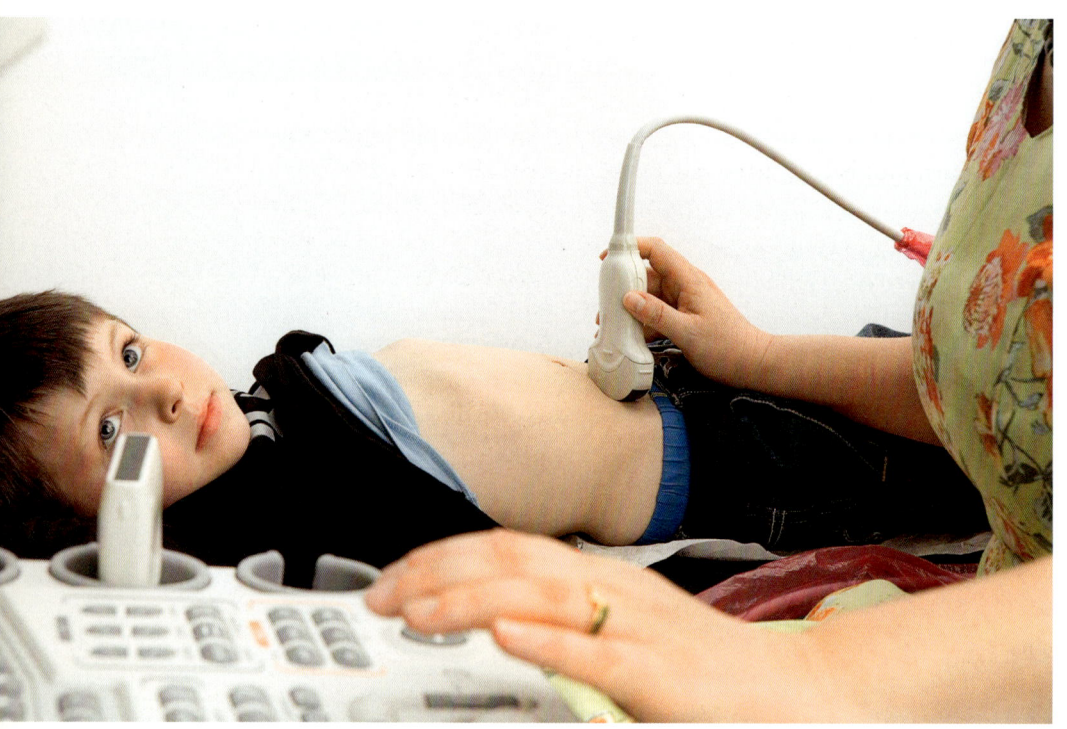

Was steht im Blasentagebuch?

In einem solchen Tagebuch oder Protokoll sollte vermerkt werden:

- Wann steht das Kind morgens auf?
- Wann geht es zu Bett?
- Wann geht es zur Toilette?
- Wann nässt das Kind ein?
- Wie viel Urin lässt es? Optimal ist es, die Urinmengen relativ genau zu ermitteln.
- Wann, wie viel und was trinkt das Kind?
- Besonderheiten wie Drangsymptome, Haltemanöver, Pressen oder stotternder Harnstrahl
- alle Informationen über die Darmentleerung: Wann hat das Kind Stuhlgang, ist dieser weich, hart, viel, wenig …

Wie ermitteln Sie die Urinmenge?

Für den Arzt ist es hilfreich, im Blasentagebuch möglichst genaue Angaben über die Urinmenge zu erhalten. Tagsüber kann das Kind gegebenenfalls in einen Messbecher urinieren. Da können Sie die jeweilige Menge gut ablesen. Ist das aus irgendeinem Grund nicht möglich, können Sie dem Kind zu diesem Zweck für die Dauer, während der Sie das Blasentagebuch führen, eine Windel anziehen und diese vorher und nachher wiegen. Hierbei können Sie davon ausgehen, dass bei der Differenz des Gewichts zwischen der trockenen und der nassen Windel ein Gramm etwa einem Milliliter entspricht. Damit Sie auch nachts die Urinmenge messen können, ist es sinnvoll, dem Kind für die Dauer, während der das Blasentagebuch geführt wird, eine Windel anzuziehen, damit Sie die Urinmenge, die ansonsten ins Bettzeug gehen würde, ermitteln können.
Der Urin, der nachts in die Windel geht, und der erste Morgenurin werden für die Auswertung zum Tag vorher gezählt.

Die Blasenkapazität

Anhand eines gut geführten Blasentagebuchs, aus dem auch hervorgeht, wie viel Harn das Kind in 24 Stunden lässt, kann der Arzt die Blasenkapazität des Kindes bestimmen. Der altersgerechte Normwert beträgt:
Alter × 30 + 30 = Blasenkapazität in ml.
Falls der Wert der täglichen Blasenkapazität weniger als 65 Prozent des Normwerts beträgt, wird der Arzt zunächst davon ausgehen, dass das Kind eine kleinere Blasenkapazität hat, als es für sein Alter normal wäre.
Die Größe der Blase und ihre Kapazität kann der Arzt darüber hinaus auch bei der Ultraschalluntersuchung erkennen, indem er die Blase vermisst, wenn sie voll ist.

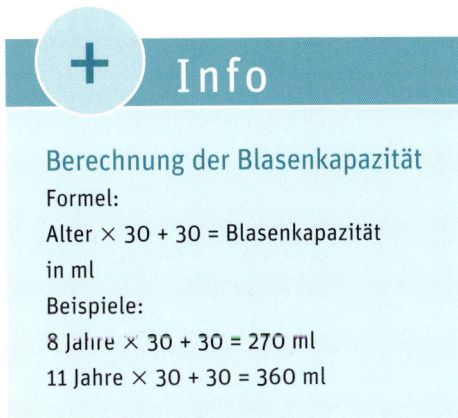

+ Info

Berechnung der Blasenkapazität
Formel:
Alter × 30 + 30 = Blasenkapazität in ml
Beispiele:
8 Jahre × 30 + 30 = 270 ml
11 Jahre × 30 + 30 = 360 ml

Körperliche Untersuchung

Für die Diagnose einer Enuresis ist eine körperliche Untersuchung notwendig, die nicht wehtut und in der Regel auch nicht unangenehm ist. Die körperliche Untersuchung (auch klinische Untersuchung genannt) umfasst:

- Tastuntersuchung des Bauches
- Tastuntersuchung des Rückens
- Inspektion der Genitalien
- Überprüfung der Reflexe

Der Arzt schaut sich das Kind bei der Untersuchung sehr genau an, denn bei der körperlichen Untersuchung geht es darum, etwaige Veränderungen im äußeren Genitalbereich zu erkennen (zum Beispiel eine Verengung der Vorhaut oder der Harnröhre).

Bei der Tastuntersuchung kann der Arzt manchmal am Unterbauch eine pralle Blase oder einen stuhlgefüllten Darm tasten. Außerdem ist die Inspektion des Rückens sinnvoll, um eventuell vorhandene neurologische Auffälligkeiten wie zum Beispiel einen sogenannten zwiegespaltenen Wirbelbogen (Spina bifida occulta) festzustellen beziehungsweise auszuschließen. Ebenso werden die wichtigsten Reflexe sowie die Wahrnehmungsfähigkeit (Sensorik) überprüft.

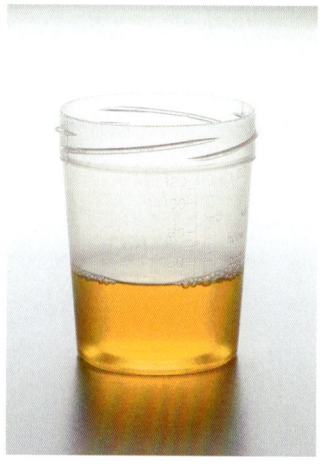

Urinuntersuchung

Kommt ein Kind wegen einer Enuresis in die Arztsprechstunde, sollte in jedem Fall auch der Urin untersucht werden. Der Arzt braucht ein wenig Urin, anhand dessen er durch eine Laboruntersuchung unter anderem etwas über den Zustand der Nieren, der Harnröhre, der Harnleiter

Die Untersuchung des Urins kann helfen eine bakterielle Infektion als Ursache des Bettnässens auszuschließen.

und der Harnblase erkennen kann. So kann er recht schnell feststellen, ob beispielsweise eine bakterielle Infektion (Blaseninfektion) vorliegt, die möglicherweise als Ursache für das Einnässen in Frage kommt.

Wie funktioniert die Urinuntersuchung?

Für die Untersuchung des Urins muss das Kind lediglich in einen Becher urinieren. Am sinnvollsten, weil am aussagekräftigsten, ist es, wenn der sogenannte Mittelstrahlurin untersucht wird, das heißt, es wird zuerst ein wenig in die Toilette uriniert und dann erst eine Probeportion in einem sauberen Becher für den Arzt gesammelt.

Der Arzt fragt dann auch, wie uriniert wird, und einige Ärzte hören auch schon mal selbst genau hin: Uriniert das Kind in einem festen Strahl, ist der Urinstrahl stotternd und unterbrochen, oder tröpfelt es eher? Die Art, wie das Kind uriniert, kann dem Arzt einen Hinweis auf mögliche Störungen der Blasenfunktion gehen.

Ein gesundes Kind hat einen starken, nicht unterbrochenen Harnstrahl. Falls das Kind vor lauter Aufregung gerade nicht auf die Toilette gehen kann, machen Sie keinen Stress. Gehen Sie eine Runde spazieren, gehen Sie in der Nähe einen Kakao trinken oder lassen Sie das Kind noch eine Weile spielen, bis es von allein einen Harndrang hat.

Was wird untersucht?

Anhand einer Urinprobe können unter anderem folgende Parameter bestimmt werden:

- pH-Wert des Urins
- Eiweißgehalt
- Zuckergehalt (Glukosegehalt)
- Nitritgehalt
- Bilirubin
- Ketone
- Urinsediment
- Bakterien
- Bestimmung des spezifischen Gewichts

Jeder dieser Parameter kann Aufschluss über eventuell vorliegende Veränderungen oder Erkrankungen geben, die im Zusammenhang mit der Enuresis stehen können.

Ultraschalluntersuchung

Zur Basisdiagnostik bei einer Enuresis gehört auch eine Ultraschalluntersuchung (Sonographie). Hierbei werden die Bauchorgane, besonders die Nieren, die Blase und die ableitenden Harnwege angeschaut.
Dazu legt sich das Kind auf eine Untersuchungsliege in einem leicht abgedunkelten Raum bequem hin: Meist liegt es auf dem Rücken, gelegentlich ist eine besondere Lagerung oder ein kurzzeitiges Anhalten der Luft notwendig. Eine besondere Vorbereitung der Untersuchung ist nicht notwendig. Bei der eigentlichen Untersuchung wird etwas Gel auf den Bauch aufgetragen und der Schallkopf über den zu untersuchenden Organen hin und her geschoben (siehe Bild Seite 70).

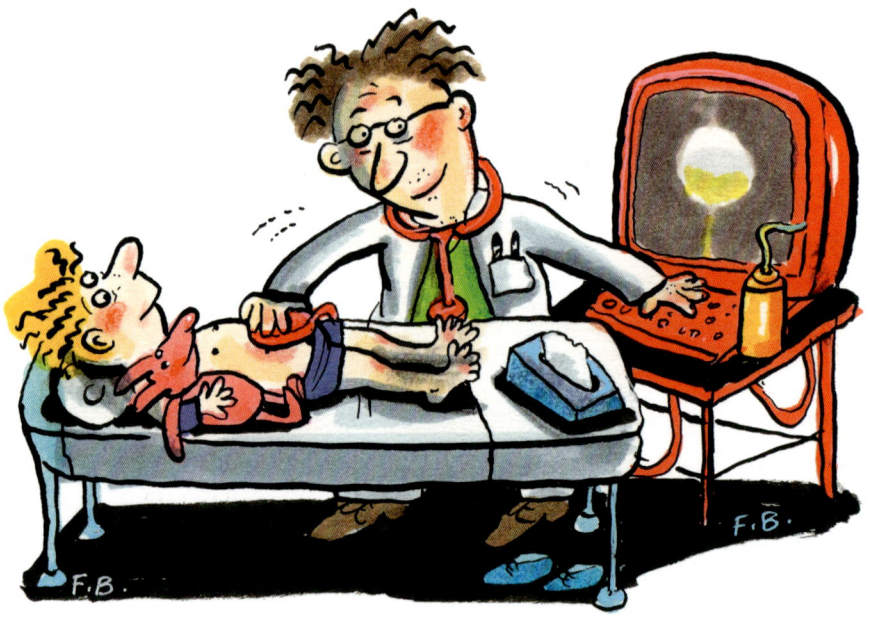

Eine schmerzfreie Untersuchungsmethode

Die Ultraschalluntersuchung dauert etwa fünf bis zehn Minuten und ist für den Patienten völlig schmerzfrei. Größter Vorteil der Sonographie ist die Unschädlichkeit von diagnostischen Ultraschallwellen, insbesondere im Vergleich zur Röntgenstrahlung, daher kann die Ultraschalluntersuchung bedenkenlos auch bei Kindern angewandt werden.
Eine Sonographie liefert einige Informationen über die Blase selbst und ihr Speichervolumen. Messungen des Restharns (Urinmenge, die nach der Entleerung in der Blase zurückbleibt) und der Blasenwanddicke erlauben Rückschlüsse auf eine überaktive Blase, Blasenentleerungsstörungen oder chronische Harnwegsinfekte.
Auffälligkeiten wie Nieren- und Blasensteine, Störungen der Harnwege wie Erweiterungen oder Stauungen der Nieren, Fehlbildungen und Tumore können bei der Ultraschalluntersuchung erkannt werden.
Falls sich bei den sonographischen Untersuchungen irgendwelche Auffälligkeiten ergeben sollten, so liegt keine »einfache« Enuresis vor, und es werden wahrscheinlich weitere diagnostische Untersuchungen notwendig sein.

Weiterführende Untersuchungen

Weitere urologische Untersuchungen bei einer Enuresis sind nur dann notwendig, wenn sich aus einer der oben beschriebenen Untersuchungen oder dem Gespräch irgendwelche Auffälligkeiten ergeben haben. Dann wird der Arzt weiterforschen, um herauszufinden, warum es Auffälligkeiten gibt. Es steht ein breites Spektrum an weiterführenden urologischen, internistischen und psychologischen Untersuchungen, die hier im Einzelnen nicht aufgeführt werden können, zur Verfügung. Auf jeden Fall dürfen wir davon ausgehen, dass es sich nicht um eine monosymptomatische primäre Enuresis handelt, wenn eine der erwähnten Untersuchungen ein auffälliges oder pathologisches (krankhaftes) Ergebnis zeigt, denn die monosymptomatische primäre Enuresis zeichnet sich dadurch aus, dass außer dem Bettnässen selbst keinerlei Symptome vorliegen, die eine andere Erkrankung anzeigen.

Fallbeispiel 4: Annika, fünfeinhalb Jahre

Annika ist fünfeinhalb Jahre alt. Sie ist ein ruhiges, blasses Mädchen, das mit ihrer Mutter in die Sprechstunde zur U 9, der neunten Kinder-Vorsorgeuntersuchung, kommt. Die Mutter berichtet, dass alles eigentlich in Ordnung ist und Annika mit ihren drei Geschwistern (neun, acht und drei Jahre) gut zurechtkommt.

Hin und wieder nachts und auch tagsüber …

Der Arzt untersucht Annika und testet ihre sozialen und sprachlichen Fähigkeiten. Dies ist vor allem im Hinblick auf den bevorstehenden Schulalltag notwendig. Der Arzt lässt sich von Annika eine Bildergeschichte erzählen und ist mit dem Ergebnis sehr zufrieden. Alle Seh- und Hörtests verlaufen unauffällig. Schon gegen Ende der Arztvisite fragt der Kinderarzt noch routinemäßig, wann Annika das letzte Mal tags oder nachts eingenässt hat.

Jetzt entsteht ein peinliches Schweigen im Raum. Annika antwortet nicht. Die Mutter berichtet bedrückt, dass Annika hin und wieder nachts ein wenig einnässt, aber auch manchmal tagsüber die Hose feucht hat. Sie ist sich nicht sicher, ob Annika absichtlich einnässt, ob sie zu spät zur Toilette geht oder woran es liegt. Annika ist meist im Spiel so vertieft, dass sie gar nicht daran denkt, auf die Toilette zu gehen. Und wenn sie dann doch geht, ist es manchmal schon zu spät.

Annika ist das Thema sichtlich unangenehm und peinlich.

Um sich ein besseres Bild von den Symptomen zu machen, bittet der Arzt die Mutter, über drei Tage ein Blasentagebuch zu führen. Im Tagebuch soll notiert werden, wann Annika und wie viel sie trinkt, wann sie zur Toilette geht und wie viel sie dann pinkelt und wann sie Stuhlgang hat. Sie vereinbaren einen nächsten Termin in 14 Tagen.

Beim zweiten Arztbesuch bringt die Mutter ihre »Hausaufgaben« mit. Der Arzt schaut sich das Blasentagebuch an, spricht mit Mutter und Kind und führt einige Untersuchungen durch. Bei diesen Untersuchungen kommt heraus, dass Annika außer dem Einnässen keine weiteren auffälligen Symptome zeigt.

Richtig trinken, rechtzeitig zur Toilette

Der Arzt kann aber anhand des Blasentagebuchs erkennen, dass Annika tagsüber zweimal zu spät zur Toilette gegangen ist und dass sie bis zum Mittagessen kaum etwas trinkt. Erst zum Abendessen trinkt sie zwei große Gläser Limonade. Annika und ihre Mutter werden daher gebeten, ab sofort darauf zu achten, dass Annika morgens und mittags mehr trinkt. Der Arzt schlägt vor, leckeren Früchtetee zum Frühstück und eine Saftschorle zum Mittagessen anzubieten. Außerdem verabredet er mit den beiden, dass Annika nun immer sofort zur Toilette gehen soll, wenn sie einen Drang spürt oder ein Erwachsener sie darauf hinweist, auch wenn sie möglicherweise der Meinung ist, sie müsse doch gar nicht, und noch weiterspielen will. Vor dem Zubettgehen soll sie nun auch immer regelmäßig noch auf die Toilette gehen.

Die neuen Regeln werden sorgfältig erklärt und fest verabredet. Die Mutter soll dafür sorgen, dass Annika Zeit für den Toilettengang findet und bequem auf der Toilette sitzen kann. Hierfür wird ein kleiner Hocker angeschafft. Drei Wochen später kommen Annika und ihre Mutter wieder in die Praxis. Tagsüber bleibt die Unterhose nun zuverlässig trocken, weil Annika (manchmal zwar unter Murren) immer sofort zur Toilette geht, wenn ein Erwachsener ihr das sagt oder wenn sie einen Drang spürt. Auch abends geht sie nun immer nach dem Zähneputzen noch auf die Toilette. In den letzten drei Wochen ist das Bett nur einmal leicht feucht geworden – Annika ist fast rechtzeitig von allein aufgewacht.

Wirksame Verhaltensregeln

Der Arzt ist beim nächsten Besuch sehr zufrieden und bittet darum, diese Verhaltensregeln weiterhin durchzuhalten. Annika soll nun langsam auch lernen, selbst zu merken, wann die Blase drückt, und dann sofort und ohne Aufschub zur Toilette gehen.

Sechs Wochen nach dem ersten Arztbesuch bleiben Unterhose und Bett trocken. Zur Belohnung dafür, dass Annika immer seltener zum Pinkeln aufgefordert werden muss, ist ein ganzer Tag mit Freundinnen im Schwimmbad angesagt.

Häufige Fragen zur Diagnose

Obgleich das Bettnässen sonst wie ein Familiengeheimnis gehütet wird, ist die Offenheit beim Arzt von größter Wichtigkeit, wenn Ihrem Kind geholfen werden soll.

Sind die Untersuchungen, die beim Arzt durchgeführt werden, für das Kind schmerzhaft oder unangenehm?

Nein. Die Basisuntersuchungen, die bei einer Enuresis normalerweise durchgeführt werden, sind weder schmerzhaft noch unangenehm. Der Arzt befragt die Eltern zur Familien- und Krankengeschichte, bespricht das Blasentagebuch, welches die Eltern sinnvollerweise mitgebracht haben, untersucht das Kind körperlich und den Urin im Labor und macht meist eine Ultraschalluntersuchung.

Was untersucht der Arzt, wenn ich mit meinem bettnässenden Kind dorthin gehe?

Falls Ihr Kind mindestens fünf Jahre alt ist und/oder Sie und das Kind mit dem Bettnässen ein Problem haben, wird der Arzt zunächst einmal versuchen herauszufinden, wann, wie häufig und warum das Kind nachts noch das Bett einnässt. In wenigen Fällen gibt es dafür eine körperliche Ursache

wie zum Beispiel eine Blasenentzündung. Der Arzt geht das Problem daher mit verschiedenen Diagnoseschritten an.

Zur ersten Untersuchung gehören:

- *Krankengeschichte aufnehmen*
- *ein Gespräch mit den Eltern und dem Kind führen*
- *das Blasentagebuch anschauen*
- *körperliche Untersuchung*
- *Urinuntersuchung*
- *Ultraschalluntersuchung*

Nur wenn eine der in dieser Aufzählung genannten Untersuchungen Auffälligkeiten ergeben hat, wird der Arzt weitere Untersuchungen empfehlen. Andernfalls kann der Arzt aufgrund seiner Kenntnisse nun einen Therapievorschlag machen.

Zahlt die Krankenkasse die notwendigen Untersuchungen im Zusammenhang mit dem Bettnässen?

Ja. Bettnässen ist entsprechend der Definition der Weltgesundheitsorganisation (WHO) als Krankheit anerkannt. Die Krankenkasse zahlt alle notwendigen Untersuchungen, die sich im Zusammenhang mit dem Bettnässen ergeben. Und die Krankenkasse übernimmt die Kosten für eine vom Arzt empfohlene Therapie.

Zu welchem Arzt gehe ich, wenn mein Kind Bettnässer ist?

Als Erstes ist meist der behandelnde Kinderarzt der erste Ansprechpartner, wenn Sie wegen des Bettnässens medizinische Hilfe und Unterstützung suchen. In der Regel sind Kinderärzte gut über die neuesten Untersuchungen und Therapiemöglichkeiten im Zusammenhang mit dem Bettnässen informiert. Falls sich bei der ersten Untersuchung Auffälligkeiten im Bereich des unteren Harntrakts zeigen sollten, wird der behandelnde Kinderarzt Sie wahrscheinlich zu einem auf Kinder spezialisierten Urologen weiterempfehlen.

Was kann der Arzt bei der Ultraschalluntersuchung feststellen?

Bei der Ultraschalluntersuchung werden die Bauchorgane, besonders die Nieren, die Blase und die ableitenden Harnwege angeschaut. Der Arzt erhält Informationen über die Blase selbst und ihr Speichervolumen. Er kann den Restharn, das ist die Urinmenge, die nach der Entleerung in der Blase zurückbleibt, und die Blasenwanddicke messen. Diese Untersuchungen erlauben Rückschlüsse auf eine überaktive Blase, Blasenentleerungsstörungen oder chronische Harnwegsinfekte.

Hat jeder Kinderarzt ein Ultraschallgerät?

Die meisten Kinderärzte verfügen heutzutage über ein Ultraschallgerät und können die Untersuchung der Blase selbst vornehmen. Falls Ihr Kinderarzt kein solches Gerät haben sollte, wird er sie möglicherweise an einen Kollegen oder einen Kinderurologen überweisen, der die notwendige Sonographieuntersuchung vornehmen kann.

Bekomme ich bei meinem Arzt ein Blasentagebuch?

Die meisten Ärzte haben Vordrucke für ein Blasentagebuch, das man auch Miktionskalender oder Pipitagebuch nennt, in der Praxis. Alternativ können Sie ein Blasentagebuch im Internet finden und ausdrucken oder den Vordruck im Anhang dieses Buches (siehe Seiten 116/117) kopieren.

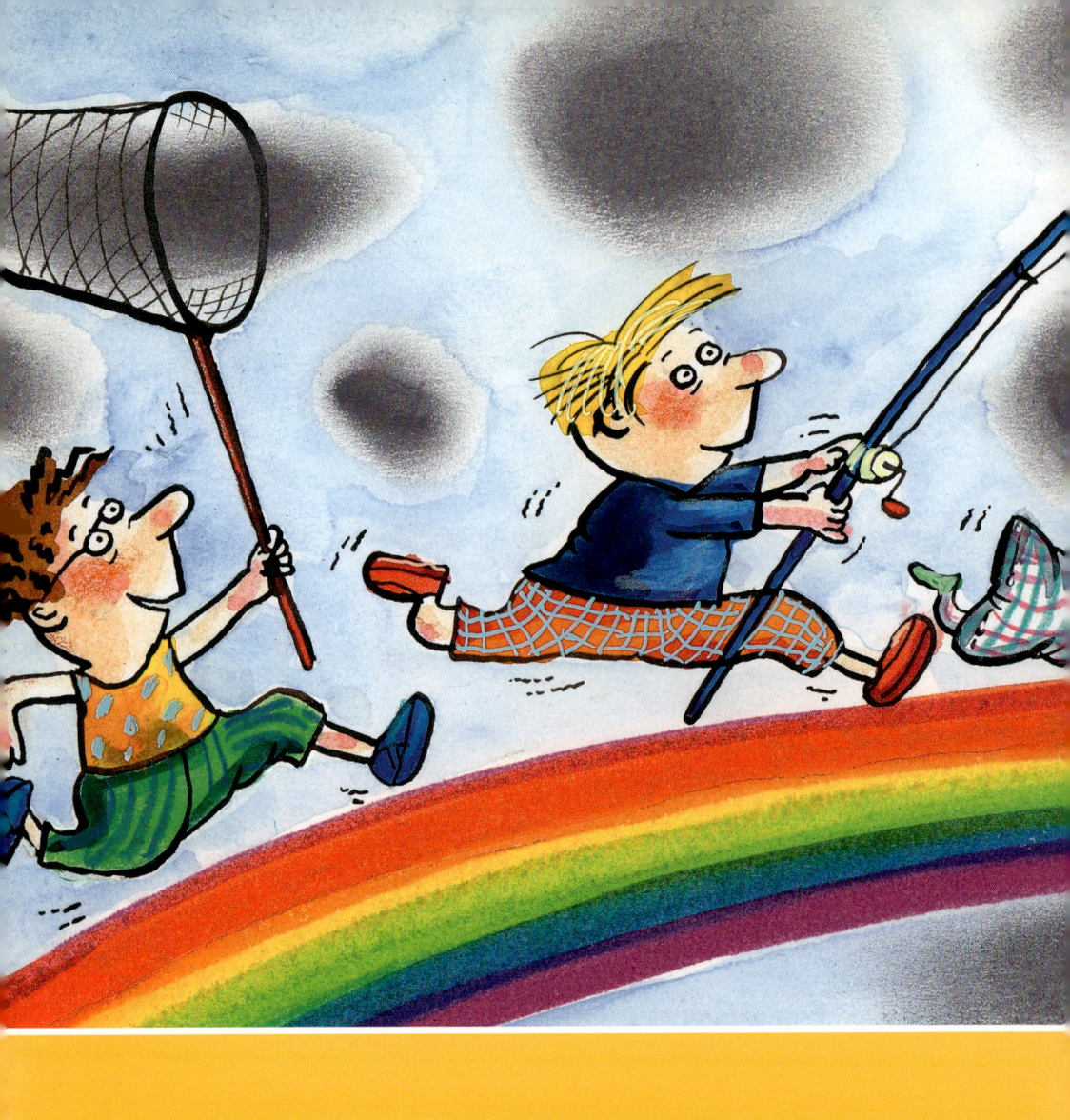

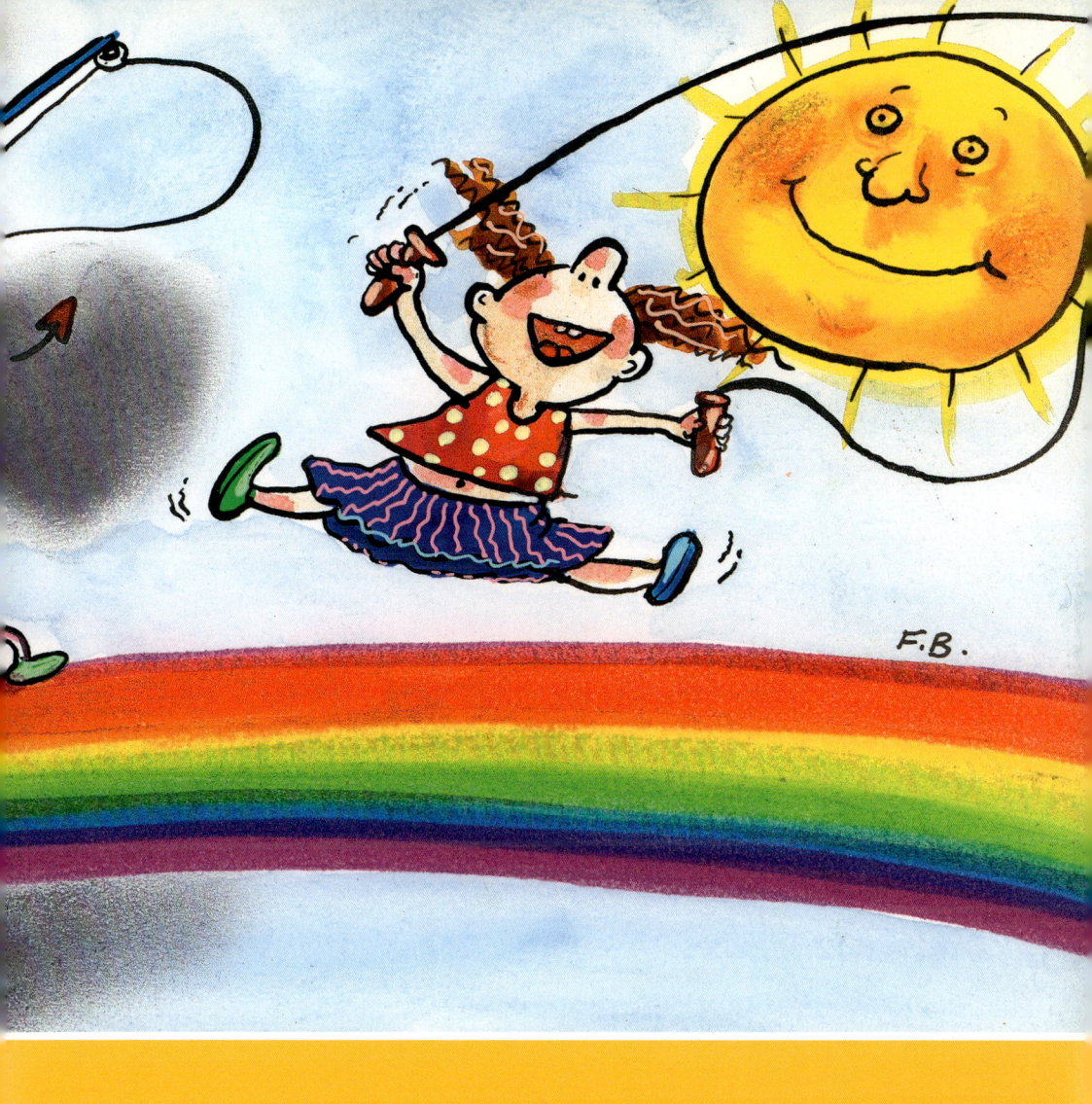

Therapiemöglichkeiten bei Bettnässen

5

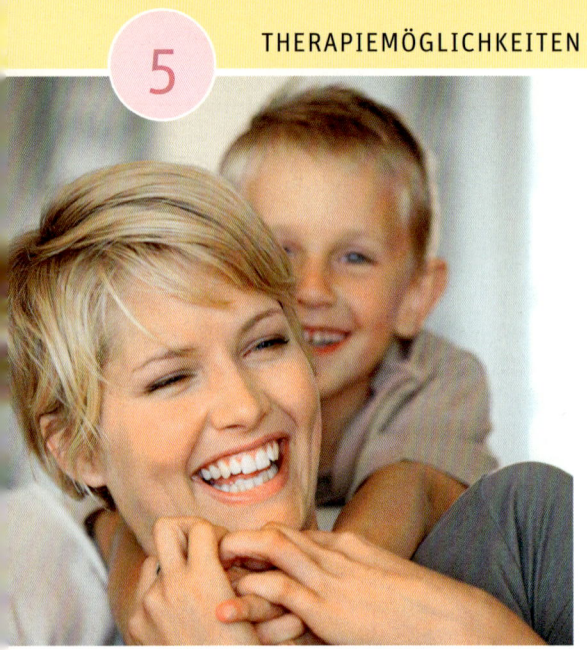

Voraussetzung einer sinnvollen Therapie

Für eine erfolgreiche Therapie ist es sehr hilfreich, wenn das Kind den Wunsch hat, trocken zu werden. Ein wesentlicher Schritt bei einer Enuresis-Behandlung liegt im Verstehen, Erlernen und vor allem im Einhalten grundsätzlicher Verhaltensregeln – und zwar unabhängig von der jeweiligen Therapiestrategie, für die Sie sich entscheiden.

Therapiemöglichkeiten bei Enuresis

Die Weltgesundheitsorganisation (WHO) klassifiziert das Bettnässen (Enuresis) als behandlungswürdige Erkrankung, für die es je nach Ursache verschiedene therapeutische Ansätze gibt.

Es stehen verschiedene Therapien zur Verfügung, und der erste Ansprechpartner für eine Beratung ist der Kinderarzt. Erfahrungen zeigen, dass es sinnvoll ist, möglichst früh (in der Regel aber nicht vor dem vollendeten fünften Lebensjahr) mit einer passenden Therapie zu beginnen.

Für die Entscheidung, ob und welche Therapie empfohlen wird, ist eine sorgfältige Diagnostik unabdingbar. Nur nach einer medizinischen Abklärung sollte der Arzt individuell entsprechend dem Alter des Kindes, der Symptomatik und dem Leidensdruck sowie vor allem ursachenorientiert den Eltern und dem Kind eine geeignete Therapie vorschlagen.

In Frage kommen:

- verhaltenstherapeutische Therapieansätze (Motivationsförderung)
- medikamentöse Therapie
- Alarmtherapie (elektronische Wecksysteme)
- Laserakupunktur
- eine Kombination aus den oben genannten Therapieformen

Welche Therapie ist die richtige?

Nicht jede der möglichen Therapien ist für jedes Kind sinnvoll. Die Entscheidung für eine bestimmte Therapie ist unter anderem davon abhängig, wie häufig das Bett nass wird, wie alt das Kind ist, ob es schon vergebliche Therapieversuche gegeben hat (und welche), wie viel das Kind einnässt und ob eine familiäre Häufung der Enuresis vorliegt.

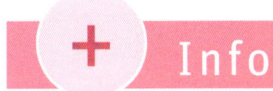

Info

Richtig trinken!
- Die Haupttrinkmenge sollte auf die erste Tageshälfte verlagert werden. Nachmittags und abends sollte das Kind eher weniger trinken.
- Kurz vor dem Zubettgehen sollte das Kind immer auf die Toilette gehen.

Betroffene Eltern sollten sich die vom Arzt empfohlenen Behandlungsmöglichkeiten mit all ihren Vor- und Nachteilen erläutern lassen und gemeinsam mit ihm wohlüberlegt eine sinnvolle und für die Familie tragbare Therapie auswählen.

Einige der oben genannten Therapien verlangen notwendigerweise einen hohen zeitlichen und auch kräftemäßigen Aufwand wie beispielsweise die Alarmtherapie; andere, wie etwa die Desmopressin-Therapie, erzielen dann ihre besten Ergebnisse, wenn das vom Arzt vorgeschlagene Therapieschema korrekt eingehalten wird.

Motivationsförderung

Lob und positive Rückmeldungen von den Eltern und vom Arzt sind während des gesamten Therapieverlaufs sehr wichtig. Während der Behandlung wird nicht nur eine trockene Nacht als Erfolg gewertet, sondern auch schon das Einhalten der vorher aufgestellten Regeln wie etwa das Führen des Blasentagebuchs oder das selbstständige regelmäßige Auf-die-Toilette-Gehen.

Ein Lob dafür, dass das Kind nun regelmäßig vor dem Einschlafen noch auf die Toilette geht oder einen Kalender führt, fördert die Motivation und Mitarbeit des Kindes und erhöht die Wahrscheinlichkeit eines Therapieerfolgs. Es kann während der Therapie bei einigen Kindern hilfreich sein, auch durch Belohnungen die Motivation zu unterstützen. Für eine gewisse Anzahl von trockenen Nächten, die das Kind an einem Stück schafft, kann zum Beispiel ein besonderer Ausflug mit der Familie oder ein besonderes Geschenk versprochen werden. Umgekehrt darf das aber keinesfalls bedeuten, dass für eine nasse Nacht eine Strafe angesagt ist. Dies wäre eher kontraproduktiv.

Starker Wille

Sowohl die einfachen als auch die komplexeren Verhaltenstherapien wie zum Beispiel die Alarmtherapie stellen hohe Anforderungen an die Mitarbeit der Kinder, Eltern und der anderen Haushaltsmitglieder. Eine Alarmtherapie verlangt von der ganzen Familie viel Unterstützung und eine entsprechende Verhaltensänderung.
Komplexere Verhaltenstherapien setzen aufseiten des Kindes einen starken Willen voraus, trocken zu werden. Die engmaschige Betreuung und Begleitung des betreuenden Arztes, der die Bemühungen der Familie unterstützt, kann dazu beitragen, dass Familien solch eine Therapie erfolgreich durchstehen.

Verstehen ist der Anfang jeder Therapie

Grundlage jeglicher Therapie ist, dass Eltern und Kinder verstehen, dass die Enuresis eine Erkrankung ist und dass Kinder nicht vorsätzlich das Bett einnässen.
Den meisten Kindern ist das Bettnässen unangenehm und peinlich, und auch die Eltern schämen sich häufig dafür, dass ihre Kinder einnässen. Wenn Kinder und Eltern wissen, dass sie nicht schuld sind am Bettnässen und dass es viele Kinder gibt, die dasselbe Problem haben, ist oftmals ein erheblicher emotionaler Druck von ihnen genommen.

Die ganze Familie muss mitmachen

Machen Sie sich klar, dass bei einer Enuresis-Therapie unter Umständen die ganze Familie eingespannt ist. Die Kalender sollen regelmäßig geführt werden (und die Kinder müssen manchmal daran erinnert werden),

Medikamente sind nach Vorschrift einzunehmen, und die Verhaltensregeln, was das Trinken angeht, müssen strikt eingehalten werden. Wird ein elektronisches Wecksystem benutzt, kann es sein, dass die Nächte der ganzen Familie hierdurch beeinträchtigt sind. Oftmals ist der Alarm sehr laut, so dass alle Familienmitglieder hiervon aufwachen – das betroffene Kind übrigens nicht selten als letztes Familienmitglied.

Wenn Sie mit einer Therapie beginnen, machen Sie sich die Konsequenzen für die ganze Familie klar, und schließen Sie als Familie ein Abkommen, gemeinsam am »Projekt Trockenwerden« zu arbeiten.

Trocken-/Nass-Kalender

Verschiedene Untersuchungen haben gezeigt, wie sinnvoll es ist, wenn das Kind selbstständig über einige Wochen hinweg einen Kalender führt, in den es einträgt, ob es in der Nacht trocken blieb oder das Bett nass gemacht hat. Die Führung eines solchen Kalenders ist nicht nur eine Therapiebegleitung, sondern kann auch ein wesentlicher Bestandteil der Enuresis-Therapie selbst sein. Es gibt zahlreiche solche Kalender (Sonne-/Wolken-Kalender, Star-Charts, Mal-trocken-Kalender), die vom Kind ausgemalt werden können oder in die das Kind für jede trockene Nacht einen Sonnenaufkleber einklebt.

Trinkverhalten überprüfen und eventuell ändern

Ein falsches Trinkverhalten kann das Bettnässen verursachen oder auch verschlimmern. Viele Kinder trinken im Laufe des Vormittags kaum etwas und nehmen die meiste Flüssigkeit erst nachmittags und abends zu sich. Hier ist ein Umlernen angesagt. Verabreden Sie mit Ihrem Kind, dass es die Haupttrinkmenge, die es am Tag braucht, vormittags bis zum frühen Nachmittag zu sich nimmt, und unterstützen Sie es hierbei. Bieten Sie morgens zum Frühstück leckere Getränke an, geben Sie vielleicht eine Trinkflasche mit einem Lieblingsgetränk mit in den Kindergarten oder in die Schule, und reichen Sie auch zum Mittagessen ausreichend Getränke, die Ihr Kind mag. Am Nachmittag und Abend sind Cola-haltige Getränke, Kaffee und schwarzer Tee zu vermeiden.

Behandlungsziele und Erfolgsbewertung

Laut der Deutschen Gesellschaft für Urologie (DGU) ist das Ziel einer Behandlung der Enuresis, dass das Kind weniger als zwei nasse Nächte pro Monat hat. Man geht davon aus, dass schon die Reduzierung der Einnässfrequenz zu einer großen Entlastung der Familie führen kann. International werden für eine erfolgreiche Therapie laut der Internationalen Gesellschaft für kindliche Kontinenz (ICCS) und dem Terminologiepapier der Deutschen Enuresis Akademie (Frankfurt) die folgenden Definitionen verwendet:

Initialer Erfolg

Entsprechend den neuen Definitionen lässt sich ein sogenannter »initialer Erfolg« beschreiben, indem man prozentual darstellt, ob und wie die Symptome abgenommen haben:

- nicht ansprechen (0–49 % Reduktion)
- partielles Ansprechen (50–89 % Reduktion)
- ansprechen (90 % Reduktion oder mehr)
- vollständiges Ansprechen (100 % Reduktion oder das Auftreten eines Symptoms pro Monat)

So bezeichnet man es zum Beispiel als »vollständiges Ansprechen«, wenn ein enuretisches Kind nicht mehr oder maximal einmal pro Monat einnässt.

Langzeiterfolg

Die Beschreibungen, wenn die Therapie über einen längeren Zeitraum hinweg durchgeführt wird, gliedern sich in Rückfall, anhaltenden oder kompletten Erfolg.

- Als Rückfall wird es gewertet, wenn mehr als ein Symptom pro Monat (hier ist eine nasse Nacht gemeint) auftritt.
- Als anhaltender Erfolg wird es bezeichnet, wenn es innerhalb von sechs Monaten nach Ende der Therapie keinen Rückfall gibt.
- Ein kompletter Erfolg ist erreicht, wenn innerhalb von zwei Jahren nach Beendigung der Therapie kein Rückfall eingetreten ist.

Medikamentöse Therapie

Die primäre Enuresis kann in sehr vielen Fällen erfolgreich medikamentös behandelt werden. Je nach Ursache und Ausprägung der Enuresis stehen hierzu verschiedene Wirkstoffe und Medikamente zur Verfügung, die der Arzt nach einer umfassenden Diagnose verschreiben kann. Zur Auswahl stehen zurzeit:

- Desmopressin
- Anticholinergika
- trizyklische Antidepressiva

Die hier beschriebenen Wirkstoffe eignen sich nicht für die Selbstmedikation oder Selbsttherapie! Besprechen Sie mit dem behandelnden Arzt, ob eine Therapie und, wenn ja, welche für Ihr Kind sinnvoll ist. Die folgenden Informationen sind kein Ersatz für einen Arztbesuch!

Desmopressin

Desmopressin (genauer Desmopressinacetat = DDAVP = 1-Desamino-8-d-Arginine Vasopressin) ist eine synthetisch hergestellte Substanz, die dem körpereigenen Hormon ADH = Adiuretin = antidiuretisches Hormon (eine veraltete Bezeichnung lautet: Vasopressin) nachempfunden und ihm sehr ähnlich ist. Desmopressin bewirkt, ähnlich wie das Hormon selbst, die Verringerung der Harnbildung in der Nacht und kann als Therapie bei der Enuresis eingesetzt werden.

Rhythmische Hormonproduktion

Während bei Neugeborenen und Babys die Produktion des Adiuretins tagsüber und nachts gleichermaßen geschieht und die kleinen Kinder auch zu Tages- und Nachtzeiten gleich viel Urin produzieren und ausscheiden, entwickelt sich die Hormonproduktion mit zunehmendem Alter dahingehend, dass nachts mehr Hormon gebildet wird als tagsüber. Das Hormon verringert die Urinproduktion, und je mehr ADH ausgeschüttet wird, umso weniger Urin wird nachts gebildet. Aufgrund dieses hormonell gesteuerten Vorgangs läuft die Blase nachts nicht über. Bei den meisten Kindern hat sich dieser sogenannte chronobiologische oder zirkadiane Rhythmus im Alter von etwa drei Jahren eingespielt, bei anderen Kindern dauert dies etwas länger.

Niedriger Adiuretinspiegel

Bei bettnässenden Kindern ist der Adiuretinspiegel nachts häufig zu niedrig. Die Folge: Die Nieren produzieren mehr Urin, als die Blase in einer Nacht fassen kann. Wenn Kinder dann auch noch so tief schlafen, dass sie trotz einer vollen Blase nicht aufwachen, entleert sich diese unwillkürlich im Schlaf.
Seit einigen Jahrzehnten weiß man nun, dass es eine Möglichkeit gibt, mit Hilfe von Desmopressin die nächtliche Urinproduktion zu senken, und kann somit vielen bettnässenden Kindern helfen.

Jahrelange Erfahrungen mit Desmopressin

Desmopressin wird als Wirkstoff schon seit mehreren Jahrzehnten erfolgreich angewandt, und seit Beginn der 80er Jahre wird Minirin® (Desmopressin) zur Behandlung der Enuresis eingesetzt. Als Generikum (Nachfolgemedikament eines Markenprodukts) ist Desmopressin unter den Namen Desmotaps® und Nocutil® auf dem deutschen Markt erhältlich.

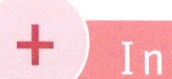 **Info**

Behandlungserfolge mit Desmopressin
Eine medikamentöse Behandlung mit Desmopressin ist erfolgversprechend, wenn der Arzt festgestellt hat, dass es sich
- um eine primäre Enuresis handelt,
- eine Häufung des Bettnässens in der Familie vorkommt und
- das Kind nachts viel einnässt (viele Eltern berichten, dass das Kind im Bett schwimmt).

Info

Desmopressin ist besonders erfolgreich,

- **... wenn die Enuresis familiär gehäuft auftritt.** Im Kinderkrankenhaus von Dallas, USA, zeigte eine Studie, dass die genetischen Voraussetzungen als Erfolgsfaktoren für eine Desmopressin-Behandlung eine bedeutende Rolle spielen. Die Ansprechrate für Desmopressin lag bei Kindern, deren Vorfahren auch an Enuresis gelitten hatten, bei 91 Prozent.
- **... wenn die Einnässmenge sehr hoch ist.** Untersuchungen haben gezeigt, dass bei Kindern, die einen ADH-Mangel haben, die Urinmenge nachts nicht reduziert ist. Bei ihnen wird am Tag und während der Nacht etwa gleich viel Urin gebildet. Wenn diese Kinder nachts einnässen, dann meist sehr große Mengen. Es wird immer wieder beschrieben, dass »das Bett schwimmt«.

Für die Therapie der Enuresis gibt es Desmopressin in Tablettenform. Für die Therapie beim Diabetes insipidus und bei nächtlicher Polyurie ist Desmopressin zusätzlich auch als Nasenspray erhältlich.

Therapieziel beim Einsatz von Desmopressin

Ziel der medikamentösen Therapie mit Desmopressin ist es, die natürliche nächtliche Reduktion der Urinmenge zu unterstützen und somit dazu beizutragen, dass das Kind nachts nicht mehr einnässt.
Ein Vorteil bei der Desmopressin-Therapie liegt bei dem vergleichsweise schnellen Wirkungseintritt.

Wie wird Desmopressin eingenommen?

Direkt vor dem Schlafen nimmt das Kind den Wirkstoff Desmopressin ein. Der erste Erfolg setzt meistens schnell und nicht selten schon nach der ersten Dosis ein. Das bedeutet, dass häufig schon die Nacht nach der ersten Desmopressin-Gabe trocken bleibt.

Grundsätzlich wird bei jedem Kind mit einer Startdosis unmittelbar vor dem Schlafengehen begonnen. Zeigt diese Menge nach zwei Wochen keine Besserung, kann sie erhöht werden. Nach der entsprechenden Therapiezeit, die mit dem Arzt abgesprochen wird, und nach Erreichen des Therapieziels wird der Einnahmerhythmus Schritt für Schritt nach einem vorgegebenen Schema allmählich gestreckt.

Der langfristige Erfolg der Desmopressin-Therapie ist in hohem Maße davon abhängig, wie lange der Wirkstoff eingenommen, und auch davon, nach welchem Schema, also wann und wie es wieder abgesetzt wird.

Bei richtiger Einnahme steigt die Erfolgsrate deutlich an.

Gerade in den letzten Jahren hat es viele Untersuchungen zur Einnahme von Desmopressin gegeben. So hat man beispielsweise festgestellt, dass trotz eines zunächst erfreulich großen Erfolgs nach Therapiebeginn die Rückfallrate recht hoch ist, wenn Desmopressin nach einigen Wochen plötzlich abgesetzt wird.

Daraufhin wurde zunächst untersucht, wie hoch die Rückfallquote ist, wenn die Dosis langsam reduziert wird. Dieses Vorgehen brachte zwar eine Verbesserung hinsichtlich des langfristigen Erfolgs, war aber trotzdem noch nicht so richtig zufriedenstellend.

 Info

Langfristig trockene Nächte

Dr. Daniela Marschall-Kehrel, Urologin aus Frankfurt, hat eine Studie zum Thema »Was bringt das Ausschleichen aus der Therapie?« veröffentlicht, in der sie festgestellt hat, dass die größten Erfolge erzielt werden, wenn sich die Desmopressin-Therapie in drei Phasen gliedert:

- die Aufbauphase,
- die Erhaltungsphase und
- die Ausschleichphase.

Gegen Ende der Therapie bleibt die Tagesdosis zwar gleich, aber die Abstände zwischen den Medikamentengaben werden länger.

Was bei einer Desmopressin-Therapie zu beachten ist

Desmopressin ist ein Wirkstoff mit einem guten Wirkungsprofil und einem geringen Nebenwirkungspotenzial. Wie bei vielen anderen Wirkstoffen kann es aber auch bei Desmopressin zu unerwünschten Nebenwirkungen kommen. In der Vergangenheit wurden in seltenen Fällen Wasserintoxinationen (Überwässerung des Körpers) und Hyponatriämie (zu geringer Kochsalzgehalt im Blut) beobachtet.

Diese seltenen Nebenwirkungen können besonders dann auftreten, wenn das Desmopressin falsch eingenommen wird. Ganz wichtig ist es daher, den Beipackzettel aufmerksam durchzulesen und vor allem auf folgende Punkte zu achten:

- Die Haupttrinkmenge sollte vor 17 Uhr getrunken werden.
- Desmopressin wird abends direkt vor dem Zubettgehen eingenommen (auf der Bettkante).
- Nach der Einnahme von Desmopressin soll nicht mehr getrunken werden.

Die Ursachen für das Auftreten der möglichen unerwünschten Nebenwirkungen können an der Missachtung der Trinkvorschriften und/oder in der Überdosierung des Wirkstoffs liegen.

Anticholinergika

Anticholinergika sind Wirkstoffe, die bei einer überaktiven Blase, auch Drangkontinenz oder Blaseninstabilität genannt, oder bei einer kleinen Blasenkapazität eingesetzt werden. Anticholinergika stehen als Behandlungsmöglichkeit zur Vergrößerung der Blasenkapazität und zur Dämpfung der Blasenaktivität zur Verfügung. Falls eine kleine Blasenkapazität (zur Berechnung siehe Seite 71) die Ursache des Bettnässens ist, können Anticholinergika zur Therapie eingesetzt werden.

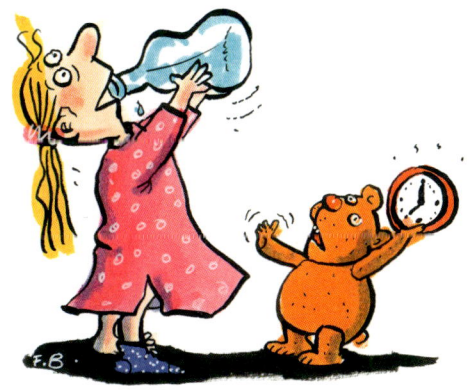

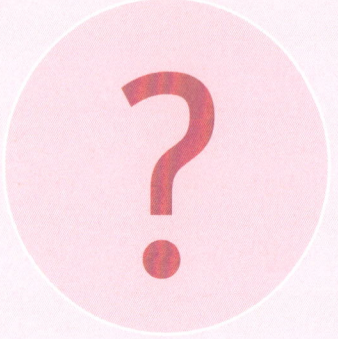

Häufige Fragen zu Desmopressin

Desmopressin wirkt nicht direkt auf die Blase, sondern beeinflusst die Urinkonzentration in den Nieren. Dadurch hilft es Kindern, die nachts viel Urin produzieren.

Mein Kind nimmt zurzeit Desmopressin ein. Nun hat es Durchfall und Fieber. Kann ich ihm die Tabletten weiterhin geben?

Wenn Ihr Kind während der Desmopressin-Therapie krank wird und zum Beispiel wegen einer Durchfallerkrankung oder hohen Fiebers viel trinken soll, sollten Sie die Desmopressin-Gabe unterbrechen, bis das Kind wieder gesund ist. Wichtig: Nach der Einnahme des Wirkstoffs Desmopressin am Abend sollte das Kind gar keine oder nur noch eine geringe Menge an Flüssigkeit zu sich nehmen.

Kann Desmopressin auch zum Essen eingenommen werden?

Sinnvoll ist es, Desmopressin als Therapie bei Bettnässen etwa ein bis zwei Stunden nach dem Abendessen beziehungsweise kurz vor dem Zubettgehen, also sozusagen »auf der Bettkante«, einzunehmen. Es hat sich gezeigt, dass die Aufnahme von Desmopressin, wenn es zum Essen eingenommen wird, reduziert und auch verlangsamt ist.

Warum bleiben Kinder trocken, auch wenn Desmopressin abgesetzt wird?

Man weiß noch relativ wenig über die Wirkungsweise von Desmopressin. Früher ging man davon aus, dass die Behandlung mit diesem Wirkstoff eine Substitutionstherapie ist, dass es also bei Bettnässern einen Stoff ersetzt, den der Körper nicht in ausreichendem Maße bilden kann. Neueste Untersuchungsergebnisse zeigen aber, dass Desmopressin auch eine heilende Wirkung haben kann und somit nachhaltig wirkt.
Viele Kinder bleiben nach der Einnahme von Desmopressin, wenn es wie empfohlen eingenommen wird, trocken. Es sind allerdings weitere Studien notwendig, um dies wissenschaftlich in allen Details zu belegen.

Was geschieht, wenn Desmopressin nicht wirkt?

Der Wirkstoff Desmopressin wirkt, wenn er als Therapie bei Bettnässen gegeben wird, in der Regel bei Kindern, die nachts viel Urin produzieren. Bei diesen Kindern kann die

Blase die große Urinmenge nicht fassen. Kinder, bei denen die Ursache des Bettnässens darin liegt, dass sie eine geringe Blasenkapazität und/oder einen besonders tiefen Schlaf haben, reagieren möglicherweise nicht optimal auf Desmopressin. In solchen Fällen ist eine weitere unterstützende Therapie sinnvoll.

Wirkt Desmopressin auf die Blase?

Es gibt keine direkte Wirkung von Desmopressin auf die Blase. Der Wirkstoff Desmopressin ist an der Konzentration von Urin in den Nieren beteiligt.

Welche Nebenwirkungen hat die medikamentöse Therapie mit Desmopressin?

Desmopressin ist in der Regel sehr gut verträglich, und es treten bei richtiger Anwendung nur sehr selten Nebenwirkungen auf. Wie bei jedem Arzneimittel sind allerdings auch hier allergische Reaktionen auf einen Bestandteil des Arzneimittels möglich. Wichtig: Bei Überdosierung oder Nichteinhaltung der Flüssigkeitsrestriktion (nach Einnahme des Arzneimittels sollte am selben Abend keine oder nur eine sehr geringe Mengen Flüssigkeit aufgenommen werden) kann es zur Überwässerung und zu einem Mangel an Kochsalz im Blut kommen. Dies kann dann zu Übelkeit, Kopfschmerzen, Schwindel und Krampfanfällen führen.

Seit wann gibt es Desmopressin?

Die Desmopressin-Therapie mit Minirin®-Tabletten bei Enuresis wird seit über zehn Jahren weltweit an über 13 Millionen Patienten erfolgreich durchgeführt.

Ist die Hormongabe für Kinder in der Entwicklung nicht schädlich?

Desmopressin als Ersatz für das körpereigene Adiuretin ist kein Sexualhormon und wirkt aus diesem Grund auch nicht auf die Sexualentwicklung bei Kindern.

Wie funktionieren Anticholinergika?

Durch Anticholinergika wird die starke Aktivität der Blasenmuskulatur reduziert. Dadurch erhöht sich das Fassungsvermögen der Blase. Die Betroffenen müssen nicht mehr so oft zur Toilette gehen. Bei entsprechendem Toilettentraining wird so der Tagesablauf besser planbar, weil die Blasenfunktion immer besser zu kontrollieren ist.
Als häufigste Nebenwirkung wird eine Mundtrockenheit berichtet. Wie Studien belegen, kommt dies bei etwa 30 Prozent aller Anwender vor. Wegen dieser und anderer unerwünschter Nebenwirkungen wie Übelkeit oder Verstopfung wird die Behandlung mit Anticholinergika häufig von den Patienten abgelehnt oder abgebrochen.

Trizyklische Antidepressiva

Der Wirkstoff Imipramin ist ein sogenanntes trizyklisches Antidepressivum, welches bis etwa 2005 nicht nur bei Depressionen, sondern recht häufig auch zur Behandlung des Bettnässens bei Kindern eingesetzt wurde. Imipramin hat einen antidiuretischen Effekt, der sich positiv auf das Problem Bettnässen auswirken kann. Allerdings wird es mittlerweile wegen seiner verschiedenen gravierenden Nebenwirkungen und der hohen Rückfallgefahr nur noch sehr selten verordnet.

 Info

Hilfen gegen ungewolltes Harnlassen

»Morgens und zum Abend je einen Löffel kommunen Odermennig in Wasser aufgerührt
Oder jeden Abend ein Quart starken Bieres in Kuhmilch gewärmet
Oder ein heisser Absud aus Rosen- und Platanenblättern, im Wasser eines Grobschmieds gesiedet Verfehlet selten seine Würkung.«
aus einem Pflegehandbuch von 1850

Alarmtherapie

Das Prinzip der sogenannten Alarmtherapie mit Hilfe elektronischer Weckgeräte beruht auf einem lerntheoretischen Konzept. Dieses Konzept strebt bei den bettnässenden Kindern eine Verhaltensänderung an.

Ein lerntheoretisches Konzept

Für die Alarmtherapie benötigt man ein Weckgerät, bestehend aus einem Feuchtigkeitssensor, der in einer Unterhose, Windeleinlage oder in der Matratzenauflage befestigt ist und beim ersten Tropfen Urin einen Alarm auslöst. Durch diesen Alarm soll das Kind geweckt und der Miktionsreflex (Reflex, Wasser zu lassen) unterbrochen werden. Die restliche Blasenentleerung soll dann auf der Toilette stattfinden.

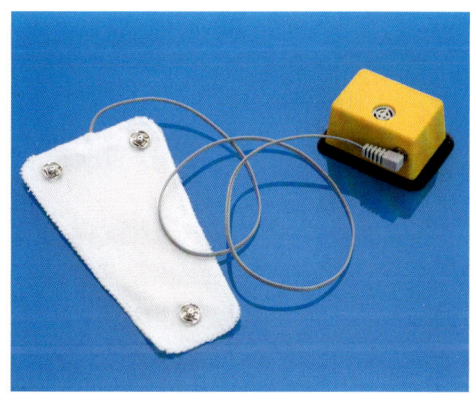

Wann wird die Alarmtherapie eingesetzt?

Wenn die Ursache des Bettnässens an einem zu geringen Fassungsvermögen der Blase bei normaler nächtlicher Harnproduktion liegt, kann die Alarmtherapie als Mittel erster Wahl angesehen werden und zu einer nächtlich erhöhten funktionellen Harnblasenkapazität führen.

Hohe Einsatzbereitschaft ist nötig

Die Alarmtherapie setzt eine hohe Einsatzbereitschaft von Eltern und Kindern (Compliance) voraus. Wenn es im Bett nass wird und der Klingelalarm ertönt, schläft das Kind oftmals weiter, da es schwer aufweckbar ist.
Eltern, die sich für die Alarmtherapie entschieden haben, müssen dann gegebenenfalls das Kind aufwecken und zur Toilette begleiten.

Eckpunkte der Alarmtherapie sind:

■ Das Kind wird wach und geht zur Toilette – oder es wird von den Eltern aufgeweckt und zur Toilette geschickt.

■ Um Tagesmüdigkeit zu vermeiden, soll die Prozedur nur einmal pro Nacht durchgeführt werden (diese Empfehlung wird aber unter den verschiedenen Herstellern von Alarmgeräten kontrovers diskutiert).

■ Die Behandlung sollte möglichst nicht unterbrochen werden.

■ Stellt sich nach vier Wochen kein Erfolg ein, sollte die Behandlung abgebrochen werden.

■ Die Gesamtdauer der Therapie sollte vier Monate nicht überschreiten.

■ Bei den Kindern, bei denen die Alarmtherapie anschlägt, ist mit einer erfolgreichen Therapie nach einem Zeitraum von etwa sechs bis zwölf Wochen zu rechnen.

■ Eltern und Kinder müssen sich daher im Klaren sein, dass die Nächte über mehrere Wochen hinweg turbulent sein werden.

Wie erfolgreich ist die Alarmmethode?

Betrachtet man die zahlreichen in den wissenschaftlichen Medien veröffentlichen Studien, so kommt man zu dem Ergebnis, dass sich ein Erfolg bei dieser Methode, wenn er sich denn einstellt, im Mittel nach etwa zwölf bis 16 Wochen zeigt. Ein durchschnittlicher Behandlungserfolg liegt bei etwa 70 Prozent mit einer Rückfallquote von bis zu 80 Prozent.

Als Behandlungserfolg bei Kindern mit Enuresis wird eine Folge von 14 trockenen Nächten nach maximal 16 Wochen Alarmtherapie angesehen – ohne Rückfall.

Eine Alarmtherapie wird häufig abgebrochen

Unter anderem weil die Alarmtherapie für Eltern und Kinder ein hohes Maß an Mitarbeit fordert und einen gehörigen Einfluss auf die ungestörte Nachtruhe der Familie hat, gehört sie zu den Therapieformen, die bei der Enuresis am häufigsten abgebrochen werden. Das ist unter anderem der Grund für die statistisch sehr hohe Rückfallquote.

Eine abgebrochene Therapie ist nicht nur für das Kind sehr enttäuschend, sondern auch ökonomisch wenig sinnvoll. Daher sollten sich Eltern und Kind vor Beginn einer solchen Therapie sehr gut überlegen, ob sie diese Therapie beginnen möchten.

Overlearning

Immer wieder finden wir Hinweise darauf, dass eine sogenannte Overlearning-Phase ein sinnvoller Bestandteil der Alarmtherapie ist. Die Overlearning-Phase wird begonnen, um den Erfolg zu sichern, wenn das Kind mit Hilfe eines Alarmgeräts trocken geworden ist.

Kurz vor dem Zubettgehen soll dann das Kind große Mengen trinken, um die Blase zu stimulieren. Wenn man allerdings die Alarmtherapie in Kombination mit Desmopressin anwendet, ist das Overlearning absolut kontraindiziert (= verboten). Denn abends und besonders nach der abendlichen Einnahme eines Desmopressin-Präparats darf das Kind nicht mehr trinken. Übrigens ist der Erfolg des Overlearnings, auch wenn er immer wieder von den Herstellern der Alarmgeräte angepriesen wird, in keiner wissenschaftlichen Studie untersucht oder gar belegt worden.

Guter Schlaf – gesundes Kind

Gesunder Schlaf ist die Voraussetzung für einen guten Tag. Die Folgen von wiederholten Schlafstörungen sind im Zusammenhang mit der Alarmtherapie noch nicht endgültig erforscht. In der REM-Schlafphase findet normalerweise die Stressbewältigung statt. Daher darf vermutet werden, dass es durch die nächtlichen Störungen innerhalb der REM-Phasen zu einer herabgesetzten Konzentrationsfähigkeit kommen kann und dass die motorischen und intellektuellen Fähigkeiten durch erhebliche Schlafstörungen beeinträchtigt sein können.

Schlechte Schlafqualität kann Tagesmüdigkeit verursachen sowie Depressionen und eine herabgesetzte Funktion des Immunsystems zur Folge haben. Zwar enthält ein normales Schlafmuster nachts durchaus auch einige kurze Wachperioden, diese sind aber in der Regel so kurz, dass man sich morgens meist nicht mehr daran erinnert. Jegliche Störung im Schlaf verschlechtert die Schlafqualität.

Info

Erfolge der Alarmtherapie

Zahlreiche Kinder sind mit Hilfe der Alarmgeräte trocken geworden. Das gemeinsame Bewältigen dieser Therapie zusammen mit den Eltern sowie die Tatsache, dass es hierbei Dinge gibt, die Kinder auch alleinverantwortlich in die Hand nehmen können, stärken bei einigen Kindern das Selbstbewusstsein.

Es ist daher sehr wohl abzuwägen, ob der Nutzen, den man sich von der Alarmtherapie erhofft, höher bewertet wird als das Risiko der erheblichen Schlafstörung.

Kritische Stimmen zur Alarmtherapie

Kritiker der Alarmgeräte geben zu bedenken, dass ein Kind, wenn möglich, nachts nicht einmal oder gar mehrmals geweckt werden sollte, weil dies die oben beschriebenen negativen gesundheitlichen Auswirkungen haben kann. Häufig schlafen die Kinder extrem tief, wenn der Alarm schrillt, und müssen von den Eltern richtiggehend wachgerüttelt werden. Die Alarmtherapie verlangt, dass das Kind vollständig wach ist und nicht schlaftrunken auf die Toilette gesetzt wird. Es muss sich am Morgen noch an den Toilettengang erinnern, damit die Konditionierungsmethode überhaupt greifen kann.

Welche Geräte gibt es?

Inzwischen bietet der Markt viele unterschiedliche Typen an Wecksystemen an, die im Prinzip ähnlich funktionieren.

Es gibt wesentliche Unterschiede darin, wo der Feuchtigkeitsfühler eingebaut ist und wie das Signal übertragen wird.

Weil viele Kinder das Alarmgerät nachts nicht hörten, haben sich einige Hersteller Gedanken gemacht, wie sie das Signal so klingen lassen können, dass Kinder es optimal wahrnehmen. Ein Schweizer Hersteller hat daraufhin die Frequenz des Signals entsprechend verändert und damit sehr gute Erfolge erzielt. Mehr Kinder sind mit dem neuen Signal von allein wach geworden; die Erfolgsquoten stiegen dadurch.

Die Produktpalette reicht von der »Klingelhose«, auch Body-Type-Alarm genannt, bis hin zur »Klingelmatte« (Bed-Type-Alarm). Bei der Klingelhose ist der Sensor in eine Unterhose eingebaut oder in einer Einlage, die

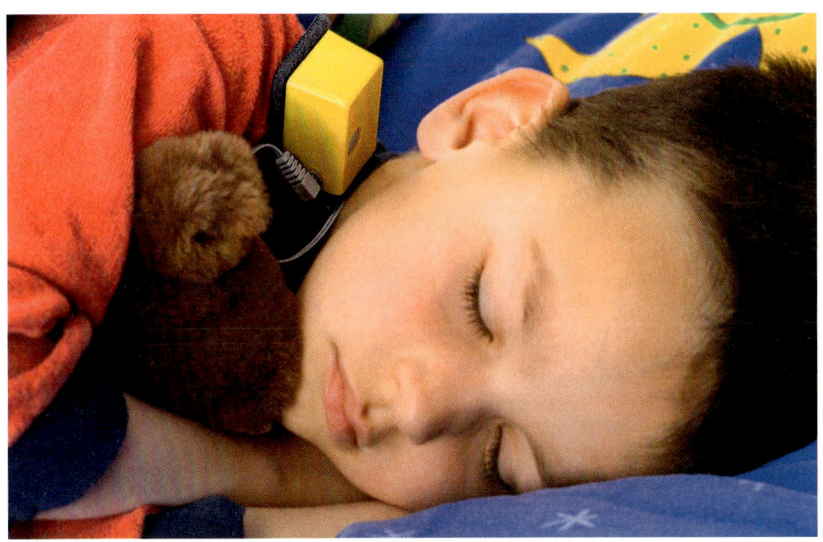

Häufig schläft das Kind sehr tief, wenn der Alarm schrillt.

in der Hose getragen wird. Bei der Klingelmatratze befindet sich der Sensor in einer Einlage auf oder unter der Matratze.

An einigen Geräten ist der Feuchtigkeitsfühler mit dem Signalgeber fest verdrahtet, andere geben den Impuls über Funk weiter. Man kann zwischen verschiedenen Tönen, Lautstärken und Intensitäten wählen, und es gibt Apparate mit Lichtsignal oder Vibrationsalarm.

Wecksystem in Kombination mit Medikamenten

Eine Kombinationstherapie aus Alarmtherapie und medikamentöser Therapie bei einer Enuresis kann bei sogenannten polysymptomatischen Patienten in Erwägung gezogen werden, wenn sowohl eine verminderte Blasenkapazität als auch eine erhöhte nächtliche Urinproduktion vorliegen. Die Wirksamkeit dieser Kombinationstherapie ist durch wissenschaftliche Studien abgesichert.

Ob eine solche Kombinationstherapie bei Ihrem Kind sinnvoll ist, hängt von der individuellen Diagnose und auch von der Krankengeschichte des Kindes ab.

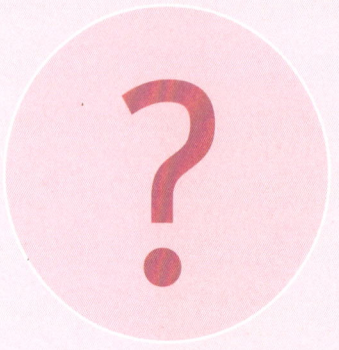

Häufige Fragen zur Alarmtherapie

Wichtig bei der Alarmtherapie ist, dass das Kind vollständig geweckt wird und sich daher auch an die nächtliche Begebenheit erinnern kann. Nur so kommt es zu einem Lerneffekt.

Für welches Alter sind die Klingelmatten oder Klingelhosen gedacht?

Der Einsatz einer Klingelhose oder Klingelmatte bei einer primären Enuresis ist unter anderem vom Reifegrad des Kindes abhängig. Es gibt einen weitgehenden Konsens bei den Ärzten, dass derartige Hilfsmittel zur Therapie des Bettnässens nicht vor Vollendung des fünften Lebensjahres eingesetzt werden sollten.
Nach oben sind beim Alter allerdings keine Grenzen gesetzt.

Was tun, wenn der Alarm losgeht, das Kind aber nicht aufwacht?

Zu Beginn der Alarmtherapie-Behandlung hört das bettnässende Kind den Alarm häufig nicht, weil es einfach zu tief schläft. Um mit dieser Behandlung Erfolg haben zu können, muss das Kind schnell und ganz aufgeweckt werden, damit es rechtzeitig zur Toilette gehen kann, bevor es ins Bett gemacht hat. Sobald der Alarm ertönt, weil die ersten Tropfen Urin den Sensor aktiviert haben, ist

es wichtig, das Kind, wenn es nicht von allein wach wird, richtig aufzuwecken, dabei mit ihm zu sprechen und mit ihm gemeinsam zur Toilette zu gehen.
Nur so kann der Lerneffekt, den die Alarmtherapie bezweckt, auch Auswirkungen auf das Verhalten des Kindes haben, und nur so kann das Kind lernen, in Zukunft rechtzeitig von selbst aufzuwachen.

Mein Kind erinnert sich morgens nicht mehr an das nächtliche Wecken und den Toilettengang. Ist das in Ordnung?

Nein, das Kind sollte sich am Morgen an die nächtliche Begebenheit erinnern können. Falls Sie sich für eine Alarmtherapie als Therapie gegen die Enuresis entschieden haben, ist es wichtig, dass das Kind beim Toilettengang richtig wach ist. Wecken Sie das Kind ganz auf, und stellen Sie ihm zum Beispiel eine Rechenaufgabe, wenn Sie mit ihm zur Toilette gehen. Waschen Sie ihm zur Not das Gesicht mit kaltem Wasser ab, und sprechen Sie mit dem Kind, damit es den Moment bewusst erlebt.

Sollen wir das Kind auch zwischen den Alarmen wecken?

Sinn der Alarmtherapie ist es, dass das bettnässende Kind durch den Alarm und erst beim Einnässen geweckt wird. So soll es lernen, zu spüren, wann die Blase so voll ist, dass es auf die Toilette muss.
Sie sollten das Kind keinesfalls zusätzlich wecken, um es zum Toilettengang aufzufordern.

Ist eine Alarmtherapie auch sinnvoll, wenn das Kind nachts mehrmals einnässt?

Je nach Diagnose kann eine Alarmtherapie bei einer primären Enuresis auch dann sinnvoll sein, wenn das Kind mehrfach pro Nacht einnässt. Bedenken Sie aber, dass ein ungestörter Schlaf für einen gesunden Tag sehr wichtig ist.

Unser Kind macht mehrmals pro Nacht ins Bett. Soll das Alarmgerät die ganze Nacht eingeschaltet bleiben?

Es gibt verschiedene Ansätze für die Alarmtherapie bei der primären Enuresis. Die Entscheidung, welche der Vorgehensweisen für Sie und Ihr Kind die richtige ist, müssen Sie im Gespräch mit dem Kind und dem behandelnden Arzt selbst treffen. Berücksichtigen Sie dabei aber immer die Wichtigkeit eines weitgehend ungestörten Schlafs.

Einmal pro Nacht kann ausreichen, wenn das Kind mehrmals pro Nacht einnässt und durch das Gerät vor dem ersten Einnässen gut geweckt wird. Falls dieses Erfolgserlebnis sehr motivierend sein sollte und das Kind durch weitere Alarme erheblich in der Nachtruhe gestört werden würde, kann man das Alarmgerät für den Rest der Nacht ausstellen. Einmaliges Wecken pro Nacht kann ausreichen, um den Reflex zu entwickeln, damit das Kind den Urin zurückhalten kann.
Das Alarmgerät soll immer eingeschaltet sein, wenn es immer noch Probleme beim Wachwerden gibt. Das Gerät sollte auch dann die ganze Nacht eingeschaltet sein, wenn das Kind sich durch die mehrmaligen Alarme nicht wesentlich gestört fühlt und die Hauptmotivation darin besteht, in jedem Fall eine ganze Nacht trocken zu bleiben. Das gilt auch wenn dies bedeutet, dass der Alarm das Kind (und gegebenenfalls auch die Eltern) mehrfach pro Nacht aus dem Schlaf reißt.

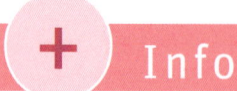

Info

Elektroschock als Vorläufer der Alarmtherapie

Die Idee der Alarmtherapie ist mindestens 180 Jahre alt. Etwa 1830 wurde eine Elektroschockmethode entwickelt, die das nächtliche Einnässen kurieren sollte:

Ein Pol einer Batterie wurde mit einem feuchten Schwamm zwischen den Schultern des Patienten angebracht, der andere Pol mit einem trockenen Schwamm am Ausgang der Harnröhre deponiert. Sobald der Patient eingeschlafen war und nachts die Blase entleerte, wurde der zweite Schwamm nass und stellte so eine elektrische Verbindung zur Batterie her.

Der elektrische Schock weckte den Patienten, dieser unterbrach das Urinieren, und das Bett blieb trocken.

Bei Kombinationstherapie keine Overlearning-Phase

Die von einigen Wecksystemen empfohlene Overlearning-Phase, in der das Kind gegen Ende der Therapie abends noch sehr viel trinken soll, um den Therapieerfolg zu sichern, ist bei einer Kombinationstherapie mit Desmopressin keinesfalls erlaubt. Nach und auch kurz vor der Einnahme von Desmopressin sollte das Kind keine großen Mengen an Flüssigkeit zu sich nehmen.

Laserakupunktur

Die Laserakupunktur stellt bei Kindern mit therapieresistenter monosymptomatischer primärer Enuresis eine sinnvolle, schmerzfreie Behandlungsmaßnahme dar, die das Spektrum der Behandlungsmöglichkeiten erweitert. Noch befindet sich diese Therapieform im Forschungsstadium, und es wird bisher nur wenige Ärzte geben, die Erfahrungen mit der Lasertherapie bei der Enuresis haben.

Die Abteilung für Kinderurologie an der Medizinischen Universitätsklinik in Innsbruck hat 24 Kinder im Alter zwischen fünf und zwölf Jahren mit einer klassischen primären Enuresis, die zuvor erfolglos schulmedizinisch therapiert wurden, über drei Monate hinweg einmal pro Woche mit einer Laserbehandlung therapiert.

Bei 21 Kindern (87,5 %) wurde eine Verbesserung der Enuresis-Frequenz erzielt: Sie nässten seltener ein als zuvor. Vor Ende der zwölften Behandlung waren sechs Kinder (25 %) vollständig trocken. 16 Kinder (66,6 %) wiesen nach der zwölften Behandlung eine Verbesserung der Symptomatik mit mindestens einer Halbierung der Enuresis-Frequenz auf.

Aufgrund der geringen Teilnehmerzahlen und überschaubaren Untersuchungen kann noch darüber spekuliert werden, warum die genannten positiven Ergebnisse zustande gekommen sind.

Möglicherweise war die Laserakupunktur unter anderem deshalb so erfolgreich, weil dem Kind eine enorme regelmäßige Zuwendung (durch den Arzt) gegeben wurde.

Weitere Untersuchungen der Laserakupunktur-Therapie werden durchgeführt.

Welche Therapien zahlt die Krankenkasse?

Weil es sich bei der Enuresis nach der Definition der WHO (Weltgesundheitsorganisation) um eine Krankheit handelt, zahlen die deutschen Krankenkassen alle notwendigen diagnostischen Schritte und Therapien, die vom Arzt verordnet werden.

Hierzu gehören unter anderem:

- **Verhaltenstherapie:** Wenn es der Arzt als sinnvoll erachtet, wird er Sie an einen (Kinder-)Psychiater oder (Kinder-)Psychologen überweisen.
- **Alarmtherapie:** Hält der Arzt eine sogenannte Alarmtherapie für erfolgversprechend, so wird er eines der entsprechenden Weckgeräte verordnen, die Sie in der Apotheke oder im Sanitätshaus erhalten. Die Krankenkasse übernimmt dann in der Regel die Kosten hierfür.
- **medikamentöse Therapie:** Falls der Arzt eine medikamentöse Therapie verordnen sollte, werden die Kosten hierfür von der Krankenkasse übernommen. Je nach Diagnose gibt es verschiedene Medikamente, die sinnvoll bei Bettnässen eingesetzt werden können.

■ **Laserakupunktur:** Nicht alle Krankenkassen übernehmen die Kosten für eine Laserakupunktur. Wenn Ihr Arzt diese Therapie für sinnvoll hält und Sie einen guten Mediziner finden, der viel Erfahrung mit dieser Therapie hat, sollten Sie zuvor Ihre Krankenkasse fragen, ob sie die Kosten übernimmt.

Der Arzt kann in besonderen Fällen auch eine sogenannte aufsaugende Kontinenzversorgung (Windeln) verordnen. Bei einer entsprechenden Begründung trägt die Krankenkasse auch hierfür die Kosten.

Fallbeispiel 5: Philipp, neun Jahre

Philipp ist ein ganz normal entwickelter Junge. Als er mit seiner Mutter in die Arztpraxis kommt, fühlt er sich unwohl und will nicht über das Thema Bettnässen sprechen. Die Mutter erzählt von der Bettnässproblematik. Auf Fragen des Arztes antwortet Philipp nicht richtig.

Die jüngere Schwester ist bereits trocken …

Seine Mutter berichtet, dass Philipp schon immer eingenässt hat. Manchmal jede Nacht und manchmal nur zweimal pro Woche. Darauf angesprochen wird Philipp unwirsch und sagt immer wieder, dass er nichts dafür kann. Manchmal weint er auch, wenn er wieder im nassen Bett aufwacht, sonst aber tut er zumindest so, als sei es ihm egal. An zwei Klassenausflügen mit Übernachtung hat er nicht teilgenommen. Er hatte darauf bestanden, dass die Mutter irgendeine Ausrede benutzt, weil er keinesfalls wollte, dass die Lehrerin oder gar andere Kinder über sein Problem Bescheid wissen. Philipps kleinere Schwester ist jetzt vier Jahre alt und schon seit mehr als einem Jahr trocken. Seitdem die Schwester keine Windeln mehr trägt, findet Philipp das Tragen von Windeln demütigend.

Das nasse Laken mit der Bettdecke getarnt

Es gibt Tage, an denen der Mutter ein unangenehmer Geruch in Philipps Zimmer auffällt. Dann bemerkt sie häufig, dass er, weil ihm das Einnässen peinlich war, die Bettdecke über die nassen Laken gelegt hat und versucht hat, das nasse Bett zu verheimlichen.

Häufig gibt es auch Streit darüber, dass Philipp sich nicht jeden Morgen duscht. Besonders, wenn er eingenässt hat, ist eine reinigende Dusche vor dem Frühstück fest verabredet. Philipp ist schon ein paar Mal zu spät zur Schule gekommen, weil er unangenehm riechend am Frühstückstisch saß und dann noch mal duschen gehen musste.

Beide Eltern haben im Prinzip viel Verständnis für das Problem Bettnässen. Der Vater ist selbst erst mit etwa zwölf Jahren endgültig trocken gewesen, und der Bruder der Mutter hatte auch noch lange eingenässt. Die Eltern waren erst anlässlich eines Artikels in der Zeitung auf die Idee gekommen, dass ihnen der Arzt möglicherweise helfen kann.

Erfolgreiche Desmopressin-Therapie

Nachdem der Arzt die Familien- und Krankheitsgeschichte erfahren hat, untersucht er Philipp. Die körperliche Untersuchung wie auch die Ultraschall- und Urinuntersuchung zeigen keine weiteren Auffälligkeiten. Anhand des mitgebrachten Blasentagebuchs sieht der Arzt, dass Philipp tagsüber genügend trinkt und normal häufig zur Toilette geht. Aufgrund der Untersuchungen, der familiären Vorgeschichte und der Tatsache, dass Philipp immer dann, wenn er einnässt, sehr viel einnässt, empfiehlt der Arzt eine Desmopressin-Therapie. Die Eltern erhalten ein Rezept und besorgen sich das Medikament in der Apotheke. Am nächsten Abend beginnen sie mit der Therapie, und Philipp erhält abends vor dem Zubettgehen eine Tablette. Schon in der Nacht nach der zweiten Tablette bleibt Philipp trocken, ebenso in den nächsten beiden Nächten. Ganz beflügelt von seinem Erfolg ist er sehr motiviert und nimmt die weiteren Tabletten gern ein. Im ersten Einnahmemonat wird das Bett noch insgesamt zweimal nass, aber Philipp wertet dies nur als ärgerliche Ausrutscher.

Nach acht trockenen Wochen besprechen sie mit dem Arzt, wie das Desmopressin am besten abgesetzt wird. Hierfür gibt der Arzt Philipp und seinen Eltern einen entsprechenden Plan mit, an den sich die Familie auch konsequent hält. Nach weiteren acht Wochen ist die Therapie beendet und Philipp zuverlässig trocken.

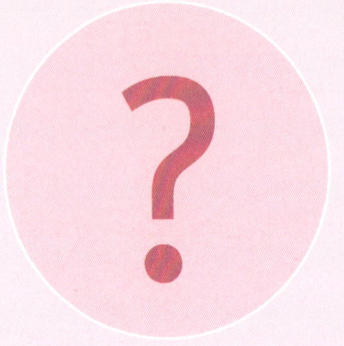

Häufige Fragen zur Therapie

Nässt Ihr Kind auch tagsüber ein, kümmern Sie sich zuerst um dieses Problem. Sprechen Sie es beim Arzt an; es könnte eine Erkrankung vorliegen, die nicht zum Krankheitsbild des Bettnässens gehört.

Kann ein ADH-Mangel anhand einer Hormonuntersuchung festgestellt werden?

Eine direkte ADH-Messung ist kaum möglich. Zum einen liegt der Spiegel dieses Hormons an der Grenze des Messbaren, und zum anderen schwankt er im Verlaufe des Tages. Daher würden irgendwelche punktuell gemessenen Werte kaum eine vernünftige Aussage erlauben.

Allerdings gibt es verschiedene Beobachtungen, die bei der Diagnose Bettnässen auf einen ADH-Mangel schließen lassen:

- *Urinmenge: Man kann die Tages- und Nachtharnmenge miteinander vergleichen. Normalerweise wird nachts nur etwa ein Drittel der Harnmenge produziert.*
- *Urinkonzentration: Man kann auch die Konzentration des Urins im Labor untersuchen lassen. Der Harn, der nachts produziert wird, ist normalerweise konzentrierter als der, der sich tagsüber bildet. Wenn die Nachtharnmenge die altersgemäße Blasenkapazität übersteigt oder/*

und die Konzentration des Harns nicht höher ist als tagsüber, kann der Einsatz von Hormonpräparaten (Desmopressin) angezeigt sein.

Gehört das Einnässen tagsüber auch zum Bettnässen?

Symptome wie zum Beispiel Einnässen am Tag, Schmerzen beim Wasserlassen oder Drangsymptomatik gehören nicht zum Krankheitsbild der primären Enuresis (Bettnässen). Wenn Ihr Kind auch oder nur tagsüber einnässt, sollte dieses Problem zuerst angegangen werden. Eine Untersuchung beim Arzt ist dringend zu empfehlen.

Eigentlich finde ich es nicht so schlimm, wenn mein Kind noch mit sechs Jahren ins Bett macht. Ich fürchte, das Problem wird aufgewertet, wenn ich deshalb extra zum Arzt gehe.

Enuresis, das Bettnässen, ist bei Kindern ab dem Alter von fünf Jahren eine behandlungswürdige Erkrankung. Früher oder später lei-

den die meisten der Kinder unter dem Bett-nässen. Das kann Folgen für sie haben. Daher ist eine frühe Therapie sinnvoll und ein Auf-schieben der Behandlung nicht anzuraten.

Ich habe einen achtjährigen Sohn und eine sechsjährige Tochter, die beide nachts einnässen. Wie gehe ich vor, wenn ich beide Kinder behandeln lassen möchte?

Bei beiden Kindern scheint es sinnvoll zu sein, eine ausführliche Diagnose stellen zu lassen. Bitten Sie Ihren Arzt, die Kinder ent-sprechend zu untersuchen. Dann besprechen Sie mit ihm, welche Therapien in Frage kommen. Gegebenenfalls kann es sinnvoll sein, zunächst das älteste Kind zu behandeln und ihm für die Dauer der Therapie die volle Aufmerksamkeit zu schenken.
Ist dieses Kind erfolgreich trocken, kann das zweite Kind an die Reihe kommen.
Eine solche Nacheinander-Behandlung ist vor allem bei der recht aufwendigen Alarm-therapie sinnvoll. Bei einer medikamentösen Therapie können gegebenenfalls beide Kin-der gleichzeitig behandelt werden.

Wie finde ich den richtigen Arzt?

Der erste Ansprechpartner bei der Enuresis im Kindesalter ist der Kinderarzt. Falls das Kind das fünfte Lebensjahr beendet hat und immer noch einnässt, sollten Sie sich mit dem behandelnden Kinderarzt beraten. Ab diesem

Alter ist eine ausführliche Diagnostik an-geraten, um eine geeignete Therapie ein-zuleiten.

Mein Kind trinkt tagsüber kaum etwas, geht tagsüber auch selten auf die Toilette und hat abends dann großen Durst. Wie kann ich das Trinkverhalten ändern?

Etwa 75 Prozent der täglichen Trinkmenge sollte ein Kind vor 17 Uhr zu sich nehmen. Bieten Sie ihm ausreichend und häufig leckere Getränke an. Falls dies nicht so ohne weiteres klappt, können Sie dem Kind eine Alarmarmbanduhr schenken. Stellen Sie den Wecker so ein, dass er etwa alle zwei Stunden klingelt, und verabreden Sie mit dem Kind, dass es immer, wenn der Klingelton ertönt, ein Glas trinkt und auf die Toilette geht. Falls das Kind in den Kindergarten oder in die Schule geht, können Sie die Trinkzeiten entsprechend in die Pausen legen.

Übernimmt die Krankenkasse die Kosten für eine Therapie?

Ja. Da die Enuresis ab dem vollendeten fünf-ten Lebensjahr eine behandlungsbedürftige Erkrankung ist, übernimmt die Krankenkas-se in der Regel die Kosten für eine ausführli-che Diagnostik und auch die Kosten für eine sinnvolle und notwendige medikamen-töse oder für eine Verhaltenstherapie, wenn der Arzt dies verordnet.

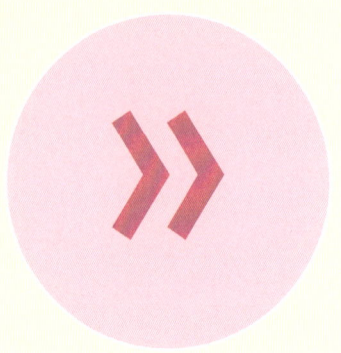

Die besten Tipps bei Bettnässen

Hygiene und Hautpflege sind für bettnässende Kinder von besonders großer Bedeutung. Hier ein paar Tipps für Sauberkeit und Wohlbefinden, wenn Ihr Kind nachts einnässt.

Tipps zur Hygiene

Solange Ihr Kind das Bett einnässt, sollten Sie ganz besonderen Wert auf die Hygiene legen. Bettwäsche, Kleidung und auch das Kinderzimmer können sehr schnell einen unangenehmen Uringeruch annehmen. Um dies zu vermeiden, sollten Sie auf einige Dinge achten:

Schützen Sie die Matratze vor Feuchtigkeit

In Sanitätshäusern können Sie eine vollflächige oder eine kleine Matratzenauflage kaufen, die Sie unter das Laken legen und die die Matratze trocken hält. Das verhindert den unangenehmen Uringeruch, den die Matratzen gern annehmen.

Benutzen Sie waschbare Decken und Kissen

Nicht immer bleiben Decke und Kissen trocken, wenn das Kind nachts einnässt. Um eine unangenehme Geruchsbildung zu vermeiden, ist es sinnvoll, auch die Decken und Kissen hin und wieder zu waschen. Es gibt Bettdecken und Kissen aus Mikrofaser, die leicht in der Waschmaschine gereinigt werden können und auch schnell wieder trocknen. Auch die wasserdichten Matratzenauflagen sind in der Regel gut waschbar.

Zitronensäure oder Soda

Waschen Sie die Wäsche zwischendurch mal mit Zitronensäure, einer Sodalösung (im Supermarkt erhältlich) oder einigen Tropfen Eukalyptusöl (aus der Apotheke). Das nimmt den starken Uringeruch häufig weg.

Gegen Uringeruch im Kinderzimmer

Falls sich der Uringeruch im Kinderzimmer halten und sorgfältiges Lüften allein nicht helfen sollte, versuchen Sie mal, mit Räucherstäbchen, Duftölen oder Raumdeodorantsprays frischen Wind ins Kinderzimmer zu bringen.

Tipps zur Hautpflege

Kinder, die häufig einnässen. haben oft Probleme mit der Haut. Sie liegen dann mehr oder weniger lange im nassen Bett oder tragen über mehrere Stunden hinweg die nasse Windel. Da Urin recht sauer ist, kann ein zu langer Kontakt die Haut angreifen. Ein Ausschlag kann für das bettnässende Kind ein zusätzliches Problem sein. Daher ist es besonders wichtig, dass das Kind sich regelmäßig richtig wäscht und dabei der Säure- und Fettschutzmantel der Haut erhalten bleibt.

Nur mit Wasser

Waschen Sie die betroffene Haut möglichst nur mit Wasser.

Jeden Morgen duschen

Das Kind sollte sich jeden Morgen sorgsam duschen.

Keine Seifen, keine Parfümierung

Benutzen Sie keine Seifen, denn diese weichen die Haut auf; und verwenden Sie auch keine parfümierten oder deodorierenden Waschsubstanzen. Gegebenenfalls können Sie eine unparfümierte, pH-neutrale Waschlotion verwenden.

Dosierung

Achten Sie auf die Dosierung der Waschlotion – ein Zuviel kann mehr schaden als nutzen.

Keine Öle oder Cremes

Verwenden Sie keine Präparate, die die Haut abdecken, solche auf Mineralöl-, Zinkbasis sowie reine Ölpräparate oder Baby-Schutz-Cremes, Vaseline, Melkfett usw. Denn solche Präparate führen zum Wärmestau und zu einer höheren Verdunstung. Das wiederum hat die Austrocknung der Haut zur Folge.

Anamnesebogen

Vorname, Name: _____

Geburtsdatum: _____

Datum: _____

Einnässen am Tag

Nässt das Kind am Tag ein?

☐ ja ☐ nein

Ist Ihr Kind tagsüber trocken?

☐ ja ☐ nein ☐ unklar

Wenn ja,

a) wie lange: _____

b) in welchem Alter: _____

Ist die Wäsche feucht (auch nur wenige Tropfen)?

☐ ja ☐ nein ☐ unklar

Ist die Wäsche nass?

☐ ja ☐ nein ☐ unklar

Nässt das Kind überwiegend:

☐ nachmittags ein. ☐ über den Tag verteilt ein.

☐ abwechselnd feucht und nass.

An wie vielen Tagen in der Woche nässt Ihr Kind ein? _____

Wie oft am Tag nässt das Kind ein? _____

Einnässen in der Nacht

Nässt das Kind nachts ein?

☐ ja ☐ nein

War das Kind nachts schon einmal trocken?

☐ Ja. In welchem Alter? _____

☐ mehr als 6 Monate

☐ weniger als 6 Monate

☐ nein ☐ unklar

Ist das Bettzeug

☐ feucht (auch nur wenige Tropfen)?

☐ triefend nass?

☐ mal nass, mal feucht?

Wird das Kind durch Harndrang nachts wach?

☐ ja   ☐ nein   ☐ unklar

Wird das Kind nachts im nassen Bett wach?

☐ ja   ☐ nein   ☐ unklar

Ist das Kind auffällig schwer aufweckbar?

☐ ja   ☐ nein

An wie vielen Nächten pro Woche nässt das Kind ein?

☐ weniger als 4 Nächte

☐ 4 bis 6 Nächte

☐ 7 Nächte

Toilettengang

Wie oft am Tag entleert Ihr Kind seine Blase?

☐ weniger als 4-mal

☐ 4- bis 7-mal

☐ 8-mal oder häufiger

Wenn Sie Ihr Kind längere Zeit bei sich haben (Reisen, Einkaufen o. Ä.),
nach wie vielen Stunden muss es Wasser lassen?

☐ weniger als 2 Stunden

☐ nach 2 bis 4 Stunden

☐ nach 4 Stunden oder länger

Müssen Sie das Kind häufig zum Wasserlassen auffordern?

☐ ja   ☐ nein

Haben Sie den Eindruck, dass sich Ihr Kind genügend Zeit zum Wasserlassen nimmt?

☐ ja   ☐ nein

Verhalten bei Harndrang

Hat das Kind manchmal plötzlichen überstarken Harndrang?

☐ ja   ☐ nein

Muss bei Harndrang sofort die Toilette aufgesucht werden, da Ihr Kind sonst einnässt?

☐ ja   ☐ nein

Benutzt das Kind Haltemanöver, um den Drang zurückzuhalten
(z. B. Herumhampeln, Beine zusammenpressen, Fersensitz)?

☐ ja ☐ nein

Schiebt das Kind das Wasserlassen möglichst lange hinaus und hat dann
überstarken Harndrang?

☐ ja ☐ nein

Wenn ja, in welchen Situationen? _____

Trinkverhalten

Trinkt das Kind auffällig große Mengen nachmittags oder abends?

☐ ja ☐ nein

Harnwegsinfektionen

Hatte das Kind schon einmal eine Harnwegsinfektion (Blasen- oder
Nierenbeckenentzündung)?

☐ ja ☐ nein

Stuhlverhalten

Wie oft in der Woche hat Ihr Kind Stuhlgang?

☐ jeden Tag (also 7-mal die Woche)

☐ jeden zweiten Tag

☐ 2- bis 3-mal pro Woche

☐ 1-mal pro Woche

Kommt es beim Kind

☐ zu unkontrolliertem Stuhlgang?

☐ Stuhlschmieren?

☐ Einkoten?

☐ nichts dergleichen

Wenn ja, an wie vielen Tagen pro Woche kotet Ihr Kind ein?

☐ jeden Tag in der Woche (also 7-mal die Woche)

☐ 4- bis 6-mal pro Woche

☐ 2- bis 4-mal pro Woche

Verhalten

Tritt das Einnässen häufig bei Stress oder in Belastungssituationen auf?

☐ ja   ☐ nein

Ist Ihr Kind zappelig?

☐ ja   ☐ nein

Zeigt Ihr Kind unkontrolliertes, impulsives Verhalten?

☐ ja   ☐ nein

Reagiert Ihr Kind mit aggressivem, trotzigem, verweigerndem Verhalten?

☐ ja   ☐ nein

Hat Ihr Kind Schulleistungsprobleme?

☐ ja   ☐ nein

Vortherapie

Gab es schon mal eine Therapie?

☐ ja   ☐ nein

Alarmtherapie?

☐ ja   ☐ nein

Medikamentöse Therapie?

☐ ja   ☐ nein

Phyto-Homöotherapie?

☐ ja   ☐ nein

Wecken?

☐ ja   ☐ nein

Familiengeschichte

Nässt jemand aus Ihrer Verwandtschaft ein?

☐ ja   ☐ nein   ☐ unklar

Wenn ja, tagsüber?

☐ ja   ☐ nein   ☐ unklar

Wenn ja, nachts?

☐ ja   ☐ nein   ☐ unklar

Trocken-/Nass-Kalender

für: _____

Sonntag	Montag	Dienstag	Mittwo
Sonntag	Montag	Dienstag	Mittwo
Sonntag	Montag	Dienstag	Mittwo
Sonntag	Montag	Dienstag	Mittwo
Sonntag	Montag	Dienstag	Mittwo

Bemerkungen:

Geburtsdatum: _____

Donnerstag	Freitag	Samstag
Donnerstag	Freitag	Samstag
Donnerstag	Freitag	Samstag
Donnerstag	Freitag	Samstag
Donnerstag	Freitag	Samstag

Blasentagebuch

für: _____

| Datum | Windel-gewicht | Nachts | | | Uhrzeit | 8–10 Uhr | 10–12 Uhr |
		Morgen-urin in ml	Nass	Trocken			
Beispiel 5.4.08		*200*	*x*		Trinkmenge	*150*	*200*
					Urinmenge		*150*
					Drang-symptomatik		*x*
					Trinkmenge		
					Urinmenge		
					Drang-symptomatik		
					Trinkmenge		
					Urinmenge		
					Drang-symptomatik		

Tagsüber					Summe	Abends
12–14 Uhr	14–16 Uhr	16–18 Uhr	18–20 Uhr	20–22 Uhr	Summen	Schlüpfer trocken (T), nass (N), feucht (F)
	350	200			900	T
	200	150	150		650	

Blasentagebuch

für: _____

Datum	Windel-gewicht Gramm = ml	Morgen-urin in ml	Nass	Trocken	Summe
5. 4. 08	100 g	200	x		300 ml
			x		

www.initiative-trockene-nacht.de

Das Blasentagebuch für 14 Nächte

Therapieschema für die Einnahme von Desmopressin

Beim Therapieschema mit Desmopressin (Minirin®) nach Dr. med. Daniela Marschall-Kehrel kommt es darauf an, in der Ausschleichphase die Abstände zwischen der Einnahme der Tabletten schrittweise zu verlängern. Falls es während der Therapie zu Rückfällen (nassen Nächten) kommen sollte, wird der Arzt wahrscheinlich bitten, dass Sie einen Schritt zurückgehen

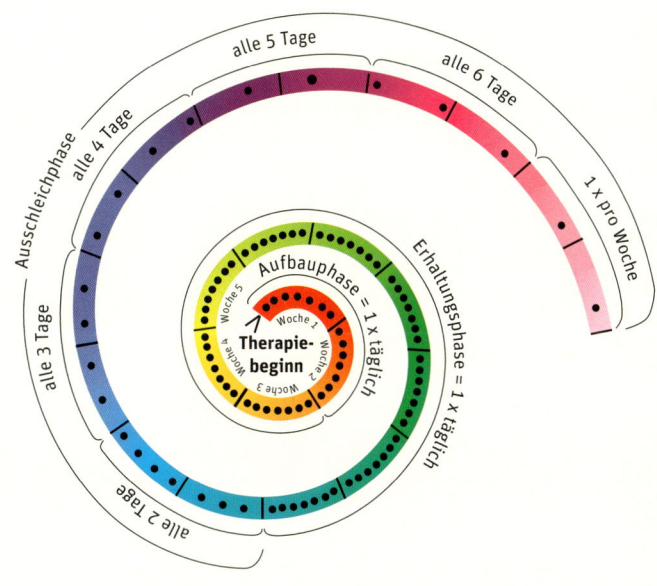

und Desmopressin (Minirin®) wieder 14 Tage lang so verabreichen, wie Sie es in der letzten trockenen Phase getan haben. Falls in den ersten zwei Wochen der Einnahme, in der Aufbauphase, kein Erfolg zu sehen ist, kann die Dosis gegebenenfalls erhöht werden.

Keine Therapieempfehlung!

Bedenken Sie aber immer, und das ist sehr wichtig: Jegliche Tabletteneinnahme und auch das Schema beim Ausschleichen ist individuell und in jedem Fall mit dem Arzt zu besprechen! Nach der Einnahme von Desmopressin am Abend (auf der Bettkante) darf das Kind nichts (beziehungsweise kaum noch etwas) trinken.

Dieses Schema ist keine Therapieempfehlung, sondern lediglich eine Information, wie das Beenden einer Desmopressin-Therapie sinnvoll möglich ist. Diese Informationen ersetzen keinesfalls einen Besuch beim Arzt.

Adressen und Links

Wenn Sie Hilfe suchen, wenden Sie sich als Erstes an Ihren Kinderarzt.

Sie können sich zusätzlich auch im Internet über das Bettnässen informieren:
Initiative Trockene Nacht – Guter Tag
www.initiative-trockene-nacht.de

Hier erhalten Sie Online-Informationen und gedrucktes Infomaterial zum Thema Bettnässen. Die Initiative betreibt eine Internetseite mit einem Expertenforum, in dem Fachleute auf Ihre Fragen antworten, und einem Forum, in dem sich Betroffene miteinander austauschen können. Sie können hier in der Ärztedatenbank auch einen Arzt in Ihrer Nähe finden, der sich gut mit Enuresis auskennt:

Deutsche Kontinenz Gesellschaft
Friedrich-Ebert-Straße 124
34119 Kassel
Telefon 0561 780604
www.kontinenz-gesellschaft.de

Deutsche Enuresis Akademie e. V.
Im Steinbügel 13
60435 Frankfurt
Telefon 0700 ENURESIS
         0700 36873747
www.enuresis-akademie.de

Alarmgeräte

Es gibt eine ganze Anzahl verschiedener Alarmgeräte für die Bettnässer-Therapie. Lassen Sie sich vom Arzt, in der Apotheke oder im Sanitätshaus beraten. Einige der Anbieter präsentieren und erklären ihre Geräte auch im Internet.

Tipps zum Weiterlesen

Gontard, Alexander von: Bettnässen
– Verstehen und behandeln. Düsseldorf:
Walter 2001

Gontard, Alexander von/Lehmkuhl
Gerd: Ratgeber Einnässen. Göttingen:
Hofgrefe 2004

Haug-Schnabel, Gabriele: Einnässen –
ein Hilferuf. Ravensburg: Ravensburger
Buchverlag 1993

Herbert, Martin: Sauberkeitserziehung.
Bettnässen und Einkoten. Bern: Huber
1999

Szonn, Gerhard: Mein Kind ist Bettnässer
– Was tun? Waiblingen-Hohenacker:
Bonz 1992

Zuleger, Irmgard: So wird Ihr Kind
trocken. Köln: Honos 1998

Eine umfangreiche Liste der hier ver-
wendeten Quellen finden Sie im Internet
auf der Seite www.initiative-trockene-
nacht.de im Service-Bereich.

Danksagung

Ich möchte mich hiermit recht herzlich
bei der Deutschen Enuresis Akademie
e.V. in Frankfurt bedanken, die mir bei
diesem Buchprojekt mit Rat und Tat
zur Seite stand. Von der Präsidentin der
Akademie, Dr. med. Daniela Marschall-
Kehrel, habe ich alle aktuellen Studien
und wissenschaftlichen Berichte zur
Verfügung gestellt bekommen, die ich
brauchte (und noch viel mehr). Und ich
habe einen kleinen Einblick in den All-
tag einer Ärztin bekommen, die sich seit
Jahren mit viel Einfühlungsvermögen um
die Sorgen und Nöte der bettnässenden
Kinder und deren Eltern kümmert.
Ich hoffe, dass dieses Buch dazu beitragen
wird, das Thema Bettnässen in unserer
Gesellschaft zu enttabuisieren und die
Arbeit der Deutschen Enuresis Akademie
e. V. und der an ihr engagierten Fachleute
zu unterstützen.

Gabriele Grünebaum

Glossar

ADHS: Aufmerksamkeitsdefizit-/Hyperaktivitätsstörung.

Anlaufproblem: Schwierigkeiten, die Miktion zu starten, oder eine längere Warteperiode, bis die Miktion einsetzt. Dieser Begriff trifft auf Kinder ab fünf Jahren oder eine vollständige Blasenkontrolle zu.

Anticholinergika: Eine Substanz, die als Standardtherapie bei einer überaktiven Blase eingesetzt wird.

Aufsättigungsphase: Langsame Steigerung der Dosierung, bis die gewünschte Dosierung erreicht ist.

Desmopressin: Synthetisch hergestellter Arzneistoff, der dem antiduretischen Hormon (ADH) oder Antiuretin sehr ähnlich ist.

Detrusor: Kurzbezeichnung für Detrusor vesicae. Eine zusammenfassende Bezeichnung für die Muskulatur, die die Entleerung der Harnblase bewirkt.

Dranginkontinenz: Starker, nicht unterdrückbarer Harndrang mit ungewolltem Harnverlust. Ursache ist eine Überaktivität oder Instabilität der harnaustreibenden Muskulatur.

Enkopresis: Einkoten.

Enuresis diurna: Wurde bislang verwendet für das Einnässen am Tag. Die ICCS (International Children's Continence Society) hat vorgeschlagen, diesen Begriff nicht mehr zu benutzen, weil häufig nicht klar war, ob damit das Einnässen am Tag (wenn es hell ist) gemeint ist oder pro Tag (pro 24 Stunden). Jetzt spricht man von Einnässen mit Tagessymptomatik, wenn das Einnässen am Tag gemeint ist.

Enuresis nocturna: Wurde bislang verwendet im Zusammenhang und als Abgrenzung von der Enuresis diurna und meinte das nächtliche Einnässen bzw. das Bettnässen. Die ICCS (International Children's Continence Society) hat in ihrem neuen Terminologiepapier vorgeschlagen, diesen Begriff nicht mehr zu verwenden. Weil der Begriff Enuresis diurna nun nicht mehr verwendet werden soll, ist auch dieser Begriff obsolet geworden. Nur wenn man explizit betonen möchte, dass es sich um ein (ausschließlich) nächtliches Einnässen handelt, kann der Begriff »nocturna« weiterverwendet werden.

Generika: Ein Generikum (Singular von Generika) ist die wirkstoffgleiche Kopie eines bereits unter einem Markennamen auf dem Markt befindlichen Medikaments, welches sich bezüglich enthaltener Hilfsstoffe und Herstellungstechnologie unterscheiden kann.

Haltemanöver: Strategien, die eine Blasenentleerung verschieben oder verhindern sollen, zum Beispiel Beine zusammenpressen, hin und her hüpfen, in die Hocke gehen oder auf die Ferse setzen.

Harnröhre: Die Harnröhre ist ein etwa bleistiftdicker Schlauch, durch den der Urin aus der Blase nach außen gelangt (medizinisch Urethra).

Hyponatriämie: Zu niedriger Natriumspiegel im Blut.

Inkontinenz: Verlust der Fähigkeit, Urin (oder Stuhlgang) bewusst zurückzuhalten und den Zeitpunkt der Entleerung selbst zu bestimmen.

Intermittierend: Mit Unterbrechungen.

Miktion: Medizinischer Begriff für Wasserlassen oder Blasenentleerung.

Nykturie: Wenn ein Kind (ab fünf Jahren) nachts erwacht, um Wasser zu lassen.

Obstipation: Verstopfung.

Plötzlicher Harndrang: Auch Urgency genannt, beschreibt das plötzliche, unerwartete Gefühl, Wasser lassen zu müssen.

Polysymptomatisch: Wenn mehrere Symptome zusammenkommen.

Primäre Enuresis: Von Geburt an bestehendes Einnässen ohne längere trockene Phase.

REM-Schlafphase: REM, engl. Rapid Eye Movement; eine Schlafphase, in der die meisten Träume stattfinden.

Restharn: Urinmenge, die unmittelbar nach der Blasenentleerung in der Blase vorhanden ist.

Sekundäre Enuresis: Neuerliches Einnässen nach einer bereits vorausgegangenen, mindestens sechsmonatigen trockenen Phase.

Steady-State: Erreichen eines konstanten Plasmaspiegels eines Wirkstoffs nach mehreren Gaben.

Urgency: Plötzlicher Harndrang, beschreibt das plötzliche, unerwartete Gefühl, Wasser lassen zu müssen.

Zirkadiane Rhythmik: Chronobiologischer Rhythmus mit einer Länge von etwa 24 Stunden.

Register

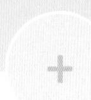

Impressum

Bibliografische Information
Die Deutsche Nationalbibliothek verzeichnet diese Publikation in der Deutschen Nationalbibliografie; detaillierte bibliografische Daten sind im Internet über http://dnb.d-nb.de abrufbar.

© 2009 Knaur Ratgeber Verlag.

Ein Unternehmen der Droemerschen Verlagsanstalt Th. Knaur Nachf. GmbH & Co. KG, München.

Projektleitung: Gabriele Feuerstein, Kathrin Gritschneder
Redaktion: Dr. Rainer Schöttle
Bildredaktion: Sylvie Busche (Ltg.), Tanja Lex, Markus Röleke
Herstellung: Veronika Preisler
Layout und Umschlag: griesbeckdesign, München
Satz: Uhl + Massopust, Aalen

Reproduktion: Repro Ludwig, A-Zell am See
Druck und Bindung: Firmengruppe APPL, aprinta druck, Wemding

Printed in Germany
ISBN 978-3-426-64840-7

5 4 3 2 1

Wichtiger Hinweis

Die im Buch veröffentlichten Ratschläge wurden von Verfasserin und Verlag mit größter Sorgfalt erarbeitet und geprüft. Eine Garantie kann jedoch nicht übernommen werden. Ebenso ist eine Haftung der Verfasserin bzw. des Verlages und seiner Beauftragten für Personen-, Sach- oder Vermögensschäden ausgeschlossen.

Bildnachweis

Umschlagfoto: Corbis/zefa/Brigitte Sporrer
Fotos: Karl Bachmann AG S. 95; Johannes Cawelius S. 21, S. 70, S. 99 (www.fotografie-johannes-cawelius.de); Corbis/Chris Collins S. 72/Goodshoot S. 82/Ariel Skelley S. 35; F1 online/N. Aubrier S. 66; Gabriele Grünebaum S. 60; Imago/Kai Köhler S. 44; Markus Röleke S. 16; Superbild/BSIP S. 4
Illustrationen: Franziska Becker